对症药膳养生

《健康大讲堂》编委会 主编

黑龙江科学技术出版社
HEILONGJIANG SCIENCE AND TECHNOLOGY PRESS

图书在版编目（CIP）数据

对症药膳养生 /《健康大讲堂》编委会主编
. -- 哈尔滨：黑龙江科学技术出版社，2013.7（2024.2 重印）
（健康大讲堂）
ISBN 978-7-5388-7436-5

Ⅰ.①对… Ⅱ.①健… Ⅲ.①食物养生 Ⅳ.
① R247.1

中国版本图书馆 CIP 数据核字 (2013) 第 001610 号

对 症 药 膳 养 生

DUIZHENG YAOSHAN YANGSHENG

主　　编　《健康大讲堂》编委会
责任编辑　回博　赵文琪
出　　版　黑龙江科学技术出版社
　　　　　地址：哈尔滨市南岗区公安街 70-2 号　　邮编：150007
　　　　　电话：（0451）53642106　　传真：（0451）53642143
　　　　　网址：www.lkcbs.cn
发　　行　全国新华书店
印　　刷　三河市天润建兴印务有限公司
开　　本　711 mm × 1016 mm　　1/16
印　　张　10
字　　数　100 千字
版　　次　2013 年 7 月第 1 版
印　　次　2013 年 7 月第 1 次印刷　2024 年 2 月第 2 次印刷
书　　号　ISBN 978-7-5388-7436-5
定　　价　59.00 元

目录 CONTENTS

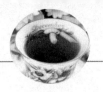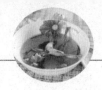

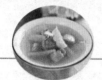
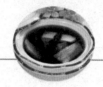

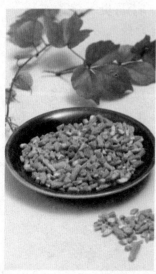

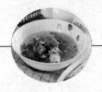
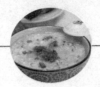
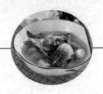

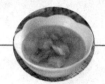 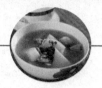

第九章
五官科疾病

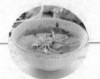

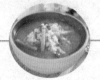

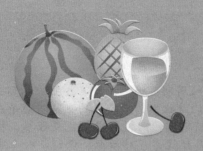

第一章
妇科疾病

　　妇科疾病主要指的是女性生殖系统疾病，女性生殖系统包括内、外生殖器官及其相关组织，其中内生殖器包括阴道、子宫、输卵管及卵巢，外生殖器包括阴阜、阴唇、阴蒂、阴道前庭等，乳房也是女性的一个很重要的生殖器官。女性生殖系统的主要功能是分泌性激素、产生卵子并与精子相结合从而孕育后代。妇科疾病严重影响着女性的健康，常见的妇科疾病有：月经不调、阴道炎、盆腔炎、乳腺炎、不孕、先兆流产、妊娠反应、产后缺乳、绝经期综合征、乳腺癌、子宫癌等。常见的妇科不适症状有：小腹痛、痛经、月经不规律、乳房胀痛、白带异常、阴道出血、腰部酸痛等等。本章简要介绍了妇科各个疾病的主要症状以及对症药材和食材，并精心为患者搭配了科学合理的药膳来进行食疗。

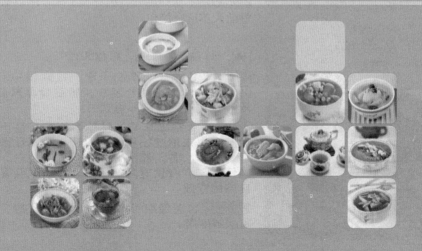

月经不调

月经不调是指月经的周期不稳定，每次月经的量都不同、不规律的情况。在月经失调的症状中，周期短的症状叫经早症状，周期长的叫经迟症状。常用于月经不调的药材有当归、益母草、桂枝、熟地黄、山药等。益母草可调节月经规律，对活血、调经、补血有奇效；而将熟地黄熬成茶饮用，能改善月经周期延迟；当月经周期短时，可食用山药，山药能除寒气调经，能很好地改善经早症状。

活血乌鸡汤

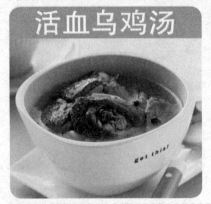

|材　料| 熟地黄、党参各15克，当归、牡丹皮、丹参、桂枝、枸杞各10克，白术、茯苓、甘草各5克，红枣6枚，鸡腿2只

|制　作| ①鸡腿剁块、洗净，汆烫捞起洗净。②将所有材料洗净，盛入炖锅，加入鸡块，加水至盖过材料。③以大火煮开，转小火慢炖50分钟。

医师话语 乌鸡具有滋阴补肾、养血添精等作用，患者常饮此汤能活血养血、调经止痛。

贴心叮咛 感冒发热、咳嗽多痰、湿热内蕴、腹胀、急性菌痢肠炎等患者忌食乌鸡。

当归调经茶

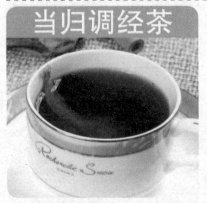

|材　料| 红茶2克，当归10~15克

|制　作| ①将当归洗净，备用。②将当归与红茶一同放入杯中，杯内加入适量沸水冲泡。③加上盖焖大约5分钟左右即可代茶饮用。每日1剂。

医师话语 当归是生活中很常见的药材，它能够补血活血、调经止痛，对治疗月经不调、痛经有疗效，轻松帮你解决难言之隐。

贴心叮咛 当归虽好，但容易上火，所以血虚的人不适合饮用。

益母草红糖调经茶

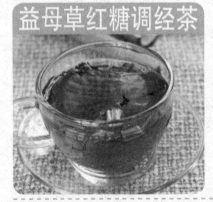

|材　料| 益母草60克，红糖50克

|制　作| ①将益母草洗干净，放入锅中。②锅内加入200毫升清水，将益母草煎成汤汁。③加入红糖即可饮用。

医师话语 益母草是一种草本植物，是历代医家用来治疗妇科疾病的药材，其性微寒、味辛、苦，能活血祛瘀；红糖补血、温经。二者合饮对月经量少、小腹胀痛有良好的疗效。

贴心叮咛 月经期间，可用热水袋敷小腹，可缓解疼痛。

痛经

痛经是指女性在经期及前后，出现小腹、腰部及腰骶疼痛的疾病，多始于月经来潮时或在阴道出血前数小时，常为中度阵发性疼痛，经血外流畅通后，疼痛逐渐消失。严重者伴有乳房胀痛、冒冷汗、恶心呕吐、头晕头痛甚至虚脱等症状。桃仁、红花具有活血化瘀、调经止痛的功效，为痛经常用药。艾叶可温经散寒止痛，适合小腹冷痛、四肢冰凉、经色暗有血块的痛经患者。延胡索和佛手则能理气疏肝、活血止痛。

|材　料| 桃仁、红花、白芷、川芎各10克，鸡翅200克，竹荪、鲜香菇、枸杞各20克

|制　作| ①将桃仁、红花、白芷、川芎分别洗净装入棉布袋。②鸡翅洗净剁块；竹荪泡软，洗净切段；枸杞、香菇洗净。③将鸡翅、香菇、药袋、枸杞和水同入锅，炖至鸡肉熟烂，加竹荪煮10分钟，加盐调味即可。

(医师话语) 本汤品活血通经、散瘀止痛，是痛经、月经色暗、瘀血等患者的首选。

(贴心叮咛) 因红花、桃仁破血行瘀、活血通经，故月经过多者应慎重使用。

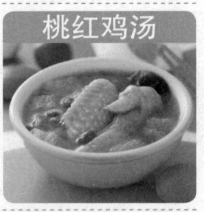

桃红鸡汤

|材　料| 乌龙茶6克，川芎3克

|制　作| 将所有材料放入杯中，直接冲入350毫升的沸水，焖泡2~3分钟后，过滤茶渣即可饮用。

(医师话语) 川芎善于行气开郁止痛，能上行头目，下调经水；乌龙茶或普洱茶，能预防心血管栓塞。二者结合起来有更好的活血止痛功效。

(贴心叮咛) 川芎虽能有效缓解痛经症状，但因其辛温升散，凡阴虚阳亢及肝阳上亢者不宜应用，月经过多、孕妇亦忌用。

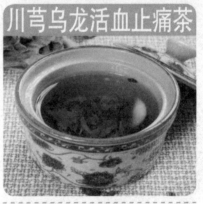

川芎乌龙活血止痛茶

|材　料| 玫瑰花、月季花各9克，红茶3克

|制　作| 将所有药材放入保温杯中，冲入适量沸水，焖置15分钟后饮用，一日内饮尽。在经期前3~5天开始饮用疗效较好。

(医师话语) 玫瑰中含有精油、沉香醇、苯乙醇等成分，能理气解郁、活血散瘀、调经止痛，是女人最爱的鲜艳花朵！

(贴心叮咛) 玫瑰行气活血，月经过多者慎用此茶。为避免痛经，在月经期间还应注意外阴部清洁卫生，禁止使用阴道药物及坐浴；要注意保暖，同时应少吃生冷食物。

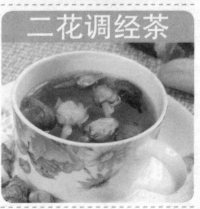

二花调经茶

闭经

女子年逾18周岁，月经尚未来潮，或月经来潮后又中断6个月以上者，称为"闭经"，有的少女初潮两年内偶尔出现月经停闭现象，可不予治疗。当归具有补血活血、调经化瘀的功效，对气血亏虚或血脉瘀阻引起的闭经都有很好的疗效。川芎具有行气活血、通经化瘀的作用，被称为"血中气药"，红花与桃仁是活血调经的常用药，对血脉瘀阻型闭经患者疗效很好。党参、益母草、香附对闭经也有很好的疗效。

活血通经土鸡汤

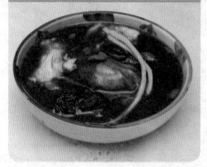

|材　料| 熟地黄、党参、黄芪各15克，当归、桂枝、枸杞各10克，川芎、炒芍、白术、茯苓、甘草各5克，红枣6枚，鸡腿2个

|制　作| ①鸡腿剁块洗净，氽烫捞起冲洗。②熟地黄、党参、黄芪、当归、桂枝、枸杞、川芎、炒芍、白术、茯苓、甘草、红枣洗净入锅，加鸡块，加水至盖过材料。③以大火煮开，转小火慢炖1小时，加盐调味即可。

医师话语 本汤品能补气养血、活血通经，对气血亏虚、闭经、少经都有好的疗效。

贴心叮咛 脾虚食少者忌食熟地黄、党参。

红花通经止痛茶

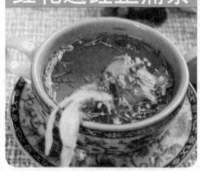

|材　料| 红花9克，生卷柏10克，泽兰12克，当归、桂枝各10克

|制　作| 将药材共研成粗末，置热水瓶中，冲入沸水适量，焖泡20分钟后，代茶温饮，每日1剂。

医师话语 生卷柏能破血痛经；桂枝有温经通脉的功能，有走经窜脉、增强气血运行的效果。红花、泽兰、当归都是中医用来调经的常用药物，合饮有很好的通经活血之效。

贴心叮咛 于经前一天开始服用，到经行正常，腹痛缓解时即停，连用3个月。

桑葚红花活经茶

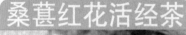
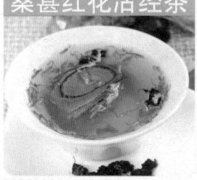

|材　料| 桑葚30克，鸡血藤10克，红花2克

|制　作| 将红花和鸡血藤加入600毫升的清水，将其煎煮成300毫升的量，再加入桑葚调和即可饮用。

医师话语 桑葚甘甜，具有滋阴补血、益肾的功能；配上红花、鸡血藤可祛瘀生新血，专治贫血所致的闭经。

贴心叮咛 红花和鸡血藤都是活血药，月经过多或阴虚火亢者慎用。闭经患者在饮食中可多进补活血补血的食物。

外阴瘙痒

外阴瘙痒常系阵发性发作，也可为持续性的，一般夜间加剧，无原因的外阴瘙痒一般仅发生在生育年龄或绝经后妇女。主要症状有外阴及阴道瘙痒，甚则痛痒难忍、坐卧不宁，或伴带下色黄、量增多。苦参、白鲜皮、马齿苋、黄柏等都具有清热解毒、燥湿止痒、止带的功效，对湿热下注引起的带下色黄腥臭、外阴瘙痒难忍的患者有很好的疗效；何首乌滋阴补肝肾，对阴液亏虚引起的外阴干燥、瘙痒疗效好。

|材　料| 苦参、白鲜皮各10克，苦瓜150克，猪瘦肉75克，海带结50克，色拉油、盐、味精、香油各适量

|制　作| ①苦瓜洗净去籽切成片；猪瘦肉洗净切片；海带结洗净；苦参、白鲜皮煎成药汁。②净锅上火加色拉油，入肉片炒，加苦瓜，倒入水，调入精盐、味精烧沸。③下入海带煲至熟，倒入药汁，淋入香油即可。

医师话语 此汤能清热、燥湿、杀虫，可改善下身瘙痒、带下量多、色黄等症状。

贴心叮咛 脾胃虚寒者不宜多吃苦参。

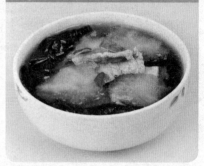

苦参瘦肉汤

|材　料| 黄柏10克，排骨200克，鲜马齿苋150克，盐6克，姜丝4克

|制　作| ①将排骨洗净斩块焯水。②黄柏洗净，加水煎汁，去渣备用。③汤锅上火倒入水，调入盐、姜丝，下入排骨、马齿苋，煲至熟，加入药汁即可。

医师话语 此汤具有清热燥湿、消炎杀菌的功效，对阴道炎、外阴瘙痒有一定效果。

贴心叮咛 马齿苋性寒，脾胃虚寒、肠滑泄泻者不宜服用。

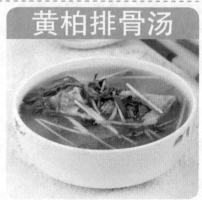

黄柏排骨汤

|材　料| 知母、牡丹皮、泽泻、山茱萸、生地黄、白芍各15克，黄柏10克，茯苓、山药、火麻仁各30克，何首乌20克

|制　作| ①将所有材料洗净，放入锅中，加水700毫升。②大火煎煮开，转小火煮至药汁为300毫升即可关火。③再煎煮一次，将两次的药汁对匀，分2次服用，每日1剂。

医师话语 此方能健脾补中，祛邪除湿。主治（肾阴虚型）阴部干涩、灼热瘙痒，或带下量少，色赤白相兼，头晕目眩等症。

贴心叮咛 忌食辛辣刺激及过敏性食物。

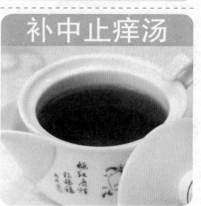

补中止痒汤

阴道炎

阴道炎是指发生在阴道黏膜以及黏膜下结缔组织的炎症，发病大多与雌激素缺乏和内分泌失调有关。其临床症状主要表现为白带的性状改变以及外阴瘙痒灼痛、性交痛，当感染累及尿道，也可发生尿痛、尿急等症状。黄柏、苦参、蛇床子都具有清热解毒、燥湿止痒，并有抗阴道滴虫的作用，对各种阴道炎均有很好的效果。此外油菜和芥菜有抗阴道黏膜病变的作用，常食对阴道炎也有很好的防治作用。

黄柏油菜排骨汤

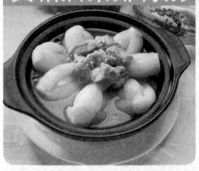

|材　料| 黄柏10克，排骨500克，油菜200克，盐、鸡精、味精各适量

|制　作| ①油菜、黄柏洗净，备用。②排骨洗净切成小段，用盐腌8小时至入味。③锅上火，注清水适量，放入排骨、油菜、黄柏一起煲3小时，调入鸡精、味精拌匀即可。

【医师话语】此汤具有清热燥湿、泻火解毒的功效，对湿热下注型阴道炎有很好的疗效。

【贴心叮咛】黄柏性味苦寒，脾胃虚寒者不宜食用。

大芥菜红薯汤

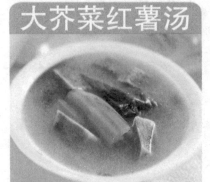

|材　料| 白花蛇舌草10克，大芥菜450克，红薯500克，花生油5毫升，盐3克

|制　作| ①大芥菜洗净，切段；白花蛇舌草洗净，备用；红薯去皮，洗净，切成块状。②烧锅，加入花生油、姜片、红薯爆炒5分钟，加入1000毫升沸水。③煮沸后加入大芥菜、白花蛇舌草，煲滚20分钟，加盐调味即可。

【医师话语】本品能消炎抗感染，抑制细菌生长，对阴道炎、外阴瘙痒、带下黄臭等症都有食疗作用。

【贴心叮咛】经常胃肠胀气者不宜多食红薯。

苦参黄柏饮

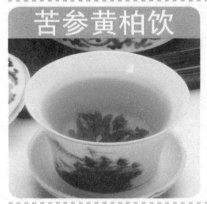

|材　料| 黄柏、金银花、苍术各6克，苦参10克，生甘草5克，白砂糖适量

|制　作| ①将5味药材分别洗净。②砂锅内放入以上药材，加入适量清水，大火烧沸，改用小火煎煮25分钟，关火，去渣取液，加入白砂糖，搅匀即成。

【医师话语】黄柏、苦参、苍术清热燥湿，抑菌杀虫，消肿止痒；金银花泻火解毒；本汤品可抗阴道滴虫，适用于滴虫性阴道炎。

【贴心叮咛】脾胃虚寒，大便稀的阴道炎患者不宜饮用本品，可用以上药材煎水外洗。

盆腔炎 ....

盆腔炎包括子宫内膜炎、输卵管炎、输卵管脓肿及卵巢囊肿和盆腔腹膜炎。临床上表现为下腹疼痛、低热、疲乏，下腹部坠胀疼痛；白带增多，呈黄色或淡黄色水样，有臭味；伴有月经不调，月经期延长，严重者会造成输卵管因炎症粘连而导致不孕。红花、丹参具有活血化瘀的作用；而青皮行气破瘀，对血瘀型盆腔炎患者有很好的疗效；白茅根具有清热利湿的功效，可治疗湿热下注型盆腔炎。

| 材　料 | 萹蓄、土茯苓、茅根各15克，莲子50克，乌鸡肉200克

| 制　作 | ①将莲子、萹蓄、土茯苓、茅根洗净。②乌鸡肉洗净，切小块。③把全部用料一起放入炖盅内，加适量开水，炖盅加盖，文火隔水炖3小时，调味即可。

（医师话语）萹蓄、土茯苓、茅根均可清热利湿、消炎止带，可辅助治疗湿热型盆腔炎。

（贴心叮咛）莲子具有补肾止带的作用，能有效改善带下量多。此外，肠胃痞胀及大便燥结者，忌服本品。

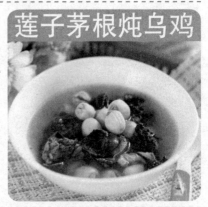
莲子茅根炖乌鸡

| 材　料 | 白果12克，栀子、薏米各10克，鲫鱼1条（约250克），黄豆30克

| 制　作 | ①白果去壳，洗净；黄豆洗净，用清水浸1小时；栀子、薏米洗净，备用。②鲫鱼宰杀，去鳞、鳃、内脏，洗净。③把全部用料放入锅内，加适量清水，煲熟调味即可。

（医师话语）白果消炎抑菌，燥湿止带，栀子、薏米清热解毒，鲫鱼健脾祛湿，一起配伍同用，对湿热下注型盆腔炎有很好的疗效。

（贴心叮咛）白果不宜生食或多食，过量食用可出现呕吐等中毒症状，严重者可中毒致死。

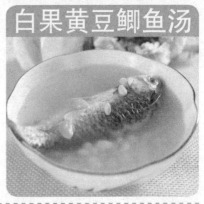
白果黄豆鲫鱼汤

| 材　料 | 青皮10克，红花10克

| 制　作 | 青皮晾干后切成丝，与红花同入砂锅，加水浸泡30分钟。煎煮30分钟，用洁净纱布过滤，去渣，取汁即成。当茶频频饮用，或早晚2次分服。

（医师话语）红花活血化瘀；青皮可行气止痛，对气滞血瘀型盆腔炎有较好的疗效，症见小腹胀痛或刺痛、经期腰腹疼痛加重，经血多有血块，乳房胀痛，舌色紫暗，有瘀点。

（贴心叮咛）青皮性燥热，阴虚火旺者不宜用。

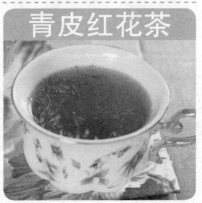
青皮红花茶

不孕

不孕在临床上是指结婚两年以上，男方生育能力正常，未采取避孕措施，有正常的性生活而未受孕者。病因主要以排卵障碍、输卵管因素、子宫内膜容受性异常为主。当归、香附均能活血化瘀，对血瘀型不孕症有疗效，当归既活血又补血，香附还可疏肝解郁。艾叶能温经散寒，理气安胎。鹌鹑与核桃均有补益肾气的作用，对肾气不足引起的不孕有一定的食疗作用。猪肝养肝补血，可辅助治疗气血亏虚型不孕症。

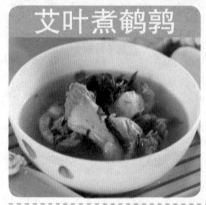

艾叶煮鹌鹑

材料 艾叶30克，菟丝子15克，川芎10克，鹌鹑2只，黄酒、盐、味精、香油各适量

制作 ①将鹌鹑洗净，艾叶、菟丝子、川芎洗净。②砂锅注入清水200毫升，放入艾叶、菟丝子、川芎和鹌鹑。③烧开后，撇去浮沫，加入黄酒和盐，小火炖至熟烂，下味精，淋香油即可。分2次趁热食鹌鹑，喝汤。

医师话语 本品可用于小腹冷痛，经寒不调，宫冷不孕等症。

贴心叮咛 阴虚血热者慎食本品。

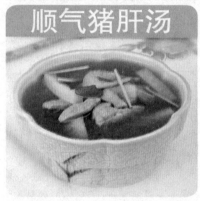

顺气猪肝汤

材料 佛手、山楂、陈皮各10克，丝瓜络30克，猪肝、食盐、麻油、料酒各适量

制作 ①将猪肝洗净切片，佛手、山楂、陈皮洗净，加沸水浸泡1小时后去渣取汁。②碗中放入猪肝片，加药汁和食盐、料酒，隔水蒸熟。③将猪肝取出，放少许麻油调味服食，饮汤。

医师话语 此汤具有行气解郁、通经散瘀、解毒消肿的功效，对气滞血瘀型不孕的患者有较好的食疗作用。

贴心叮咛 心态好对治疗不孕有很好的帮助。

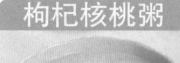

枸杞核桃粥

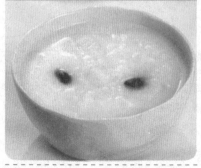

材料 核桃50克，枸杞15克，粳米200克

制作 ①枸杞泡发洗净；核桃去壳，取肉；大米淘净。②锅内注水，放入大米，用大火煮至米粒开花，放入核桃、枸杞同煮。③改用小火煮至粥成即可。

医师话语 核桃味甘、性温，补肾固精；枸杞能治肝肾亏虚、头晕目眩、目视不清。本品适用于肾阴虚型不孕症。

贴心叮咛 枸杞一般不宜与过多性温热的补品同食，如大枣、桂圆、红参等。

先兆流产

先兆流产是指在妊娠早期（怀孕28周内），出现的阴道少量出血，时下时止，伴有轻微下腹痛和腰酸的一种疾病，部分患者可经过治疗继续妊娠，严重者可导致流产。妊娠12周内为早期先兆流产，其后称晚期先兆流产。杜仲、熟地黄均能补益肝肾、安胎、补血，适合肝肾亏虚、腰膝酸软的先兆流产患者。党参补中益气，适合体质虚弱者。苏梗可理气安胎，可改善先兆流产、胎动不安。乌鸡和老母鸡则能改善体质。

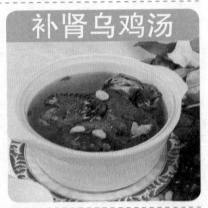

补肾乌鸡汤

材料 杜仲、菟丝子、桑寄生、山药、白果各10克，枸杞5克，乌鸡肉300克，盐3克，姜2克

制作 ①乌鸡肉洗净切块；杜仲、菟丝子、桑寄生、山药、白果和枸杞分别洗净沥干；姜洗净，去皮切片。②将全部材料放入锅中，倒入适量水，加盐拌匀。③用大火煮开，转小火炖约30分钟即可。

医师话语 本品可滋补肝肾、理气安胎，对肾虚引起的先兆流产、胎动不安疗效好。

贴心叮咛 患者应卧床休息，严禁房事。

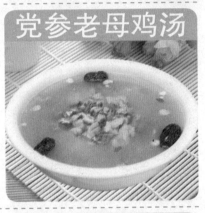

党参老母鸡汤

材料 党参20克，枸杞、红枣各少许，老母鸡1只，盐3克，姜少许

制作 ①将老母鸡收拾干净，切块；枸杞、红枣、党参洗净；姜洗净，切丝。②锅内注水，放入老母鸡、党参、枸杞、红枣、姜丝一起炖煮。③煮至熟时加盐调味即可。

医师话语 此汤能补气养血，适合因气血亏虚所致的先兆流产、习惯性流产等患者。

贴心叮咛 服用党参、人参等参类药材期间，不宜食用白萝卜，否则降低药效，严重者会出现不良反应。

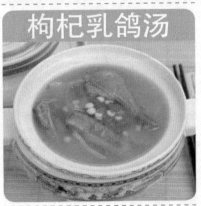

枸杞乳鸽汤

材料 鸽肉200克，淮山药、枸杞各适量

制作 ①鸽肉洗净，切成大块；淮山药、枸杞均洗净备用。②净锅注水烧开，下入鸽肉，氽尽血水，捞起。③将鸽肉、山药、枸杞放入砂煲，注水后用大火煲沸，改小火煲3小时，加盐调味即可。

医师话语 乳鸽具有补肝养肾、益气养血的功效，还可安胎、预防流产、早产；山药补气健脾。所以本品适用于气血亏虚引起的先兆流产。

贴心叮咛 胃肠积热、尿毒症患者忌食。

习惯性流产

习惯性流产是指自然流产连续3次以上，每次流产往往发生在同一妊娠月份，中医称之为"滑胎"。患者主要表现为阴道少量出血，或下腹有轻微阵发性疼痛或隐痛，出血时间可持续数天或数周，血量较少，颜色鲜红、暗红或是咖啡色。治疗当以补益气血、补肾健脾为主。杜仲与菟丝子能补益肾气、安胎，适合于肾气亏虚型患者。艾叶可温经散寒、理气安胎。阿胶补血止血，适用于气血亏虚所致的滑胎下血。

杜仲艾叶瘦肉汤

|材　料| 阿胶15克，杜仲15克，艾叶30克，猪瘦肉120克

|制　作| ①杜仲、艾叶洗净；阿胶打碎。②猪瘦肉洗净，切大块。③把杜仲、艾叶与猪瘦肉放入锅内，加适量清水，武火煮沸后，改文火煲1小时，加入阿胶同炖，至熔化即可食用。

|医师话语| 此汤具有养血安胎、温经止痛的功效，对于肾虚、阳虚型胎动不安，流产等症有疗效。

|贴心叮咛| 阴虚火旺的患者不宜服用。

阿胶鸡蛋汤

|材　料| 阿胶9克，鸡蛋1个，盐4克

|制　作| ①将鸡蛋敲入碗内，搅拌均匀。②阿胶入锅内，加水适量，煮至熔化。③倒入鸡蛋液，加食盐调味服食。

|医师话语| 此羹具有补血止血、固肾安胎的功效，对气血亏虚引起的先兆性流产有很好的疗效。

|贴心叮咛| 消化不良以及胃弱便稀的患者均不宜服用本品。

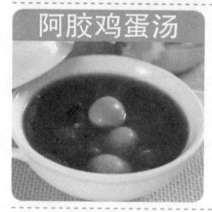

菟丝子粳米粥

|材　料| 菟丝子60克，粳米100克，白糖适量

|制　作| 将菟丝子捣碎，加水煎煮后去渣取汁，将粳米放入该药汁中煮成粥。粥熟时加入白糖调味即可食用。

|医师话语| 菟丝子性味甘辛，可补阳益阴，久服具有明目、轻身、延年之功效。粳米味甘性平，可补脾胃、养五脏、益气血。两物合煮为粥，具有补虚损、益脾胃、滋肝肾、安胎之功效。

|贴心叮咛| 凡阴虚火旺、大便燥结的患者均不宜服用本品。

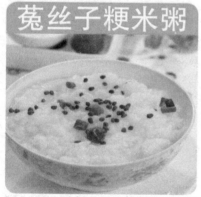

妊娠反应……

妊娠反应又称早孕反应，是指妇女受孕后40天至3个月这段时间内出现食欲不振、恶心呕吐、偏食挑食、犯困乏力、头晕倦怠等现象，一般在妊娠12周内自行消失。生姜、橘皮、砂仁均有和胃止呕的功效，是止呕的常用药材。生姜对各种原因引起的呕吐均有疗效。橘皮还具有行气健脾的作用，可以改善食欲不振、食后腹胀等症。牛奶和鲫鱼均有健脾益胃的作用，同时还能补充早孕反应患者所缺失的营养。

香菜鱼片汤

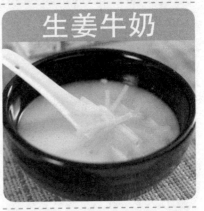

材　料 紫苏叶、砂仁各5克，香菜50克，鲫鱼100克，盐、酱油、生姜、味精各适量

制　作 ①将香菜洗净切碎；紫苏叶洗净，切丝；生姜洗净切丝。②鱼肉洗净切薄片，用盐、姜丝、紫苏叶丝、酱油拌匀，腌渍10分钟。③锅内放水煮沸，放入腌渍的鱼片、砂仁，煮熟，加盐、味精即可。

(医师话语) 香菜行气温胃；鲫鱼、砂仁能健脾利湿、和胃止呕。此汤有暖胃和中、行气止呕功效，适合脾虚湿盛型呕吐患者食用。

(贴心叮咛) 热毒壅滞者不宜食用香菜。

生姜牛奶

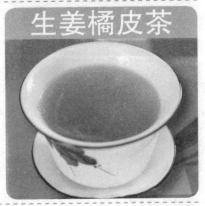

材　料 生姜、白糖各10克，鲜牛奶200毫升

制　作 ①生姜洗净，切丝。②将鲜牛奶、生姜丝混合在一起放锅里。③以大火煮沸，边煮边搅拌，起泡后即可关火，加入白糖调匀，稍凉后即可饮用。

(医师话语) 生姜可增进血行，驱散寒邪，温中止呕。配与牛奶服用具有调理肠胃功能、镇吐止呕、增进食欲的功效，主要治疗脾胃虚寒型妊娠反应。

(贴心叮咛) 生姜性温，阴虚、内有实热或患痔疮者忌用。

生姜橘皮茶

材　料 生姜10克，橘皮10克，红糖适量

制　作 ①将生姜、橘皮分别洗净，放入锅中。②锅中加水500毫升，煮至300毫升即可关火。③去渣加入红糖即可饮用。

(医师话语) 生姜可温胃止呕，是止呕第一药；橘皮可理气健脾、行气和胃；两者同用，对胃寒呕吐的早孕患者有很好的疗效。

(贴心叮咛) 脾胃有热者不宜服用本品。

妊娠肿胀

妊娠肿胀为妊娠中晚期出现面部及四肢浮肿，全身肤色淡黄，皮薄而光亮，懒言，四肢不温，口淡无味，食欲不振，大便稀薄等。在怀孕后期脚部浮肿为常有的现象，无需治疗，产后会恢复。茯苓、白术、鲫鱼均具有健脾益气、利水消肿的功效，常用来治疗脾虚水肿，既能消除全身浮肿症状，还能改善食欲不振、大便稀薄等症。赤小豆即可利水消肿，还能清热解毒、补益气血。莲子和南瓜均可辅助治疗妊娠水肿。

莲枣炖排骨

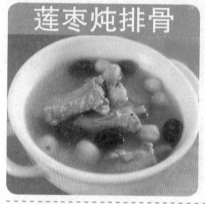

材 料 茯苓30克，黄芪、白术各10克，红枣10枚，莲子50克，猪排骨250克，盐、味精各适量

制 作 ①将猪排骨洗净，斩件；莲子、红枣洗净。②将茯苓、黄芪、白术洗净装进纱布袋中，扎紧袋口。③全部材料放入砂锅中，加600毫升水烧开，小火炖至排骨熟烂，捞起药袋，下盐、味精调匀即可。

（医师话语）本品具有补中益气、利水消肿的功效，适合脾胃虚弱、妊娠肿胀的患者。

（贴心叮咛）应少吃发酵粉与碱制的糕点。

赤小豆炖鲫鱼

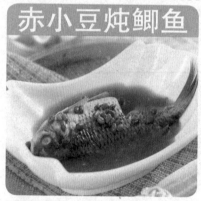

材 料 赤小豆50克，鲫鱼1条（约350克），盐适量

制 作 ①将鲫鱼处理干净，备用。②赤小豆洗净，备用。③鲫鱼和赤小豆放入锅内，加2000～3000毫升水清炖，炖至鱼熟烂，加盐调味即可。

（医师话语）本品具有利水除湿、消肿解毒的功效，对水肿、小便排出不畅等患者都有食疗作用。

（贴心叮咛）患者饮食应尽量清淡，宜低盐或无盐饮食。

南瓜粥

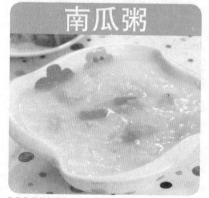

材 料 南瓜300克，粳米50克，盐适量

制 作 ①粳米洗净，泡发半小时后捞起沥干；南瓜洗净去皮，切成小块。②锅置火上，注入清水，放入粳米、南瓜，用大火煮至米粒开花。③改用小火煮至粥浓稠时，调入盐，入味即可。

（医师话语）本品具有健脾利水的功效，对脾虚水湿引起的妊娠肿胀有一定的效果。

（贴心叮咛）下肢浮肿者睡眠时宜把两腿适当抬高，可减轻水肿。

胎动不安

胎动不安是指妊娠期出现腰酸腹痛，胎动下坠，或阴道少量流血者，又称"胎气不安"。经过治疗，腰酸、腹痛消失，出血迅速停止，多能继续妊娠。安胎以补肾固冲为主，根据不同情况辅以益气养血、清热等法辨证施治。阿胶、葡萄、红枣均具有补益气血的作用，适合气血亏虚引起的胎动不安。芡实、白术补肾健脾，对脾肾两虚型胎动不安有疗效。桑寄生是补肾安胎常用药，适合肾虚、冲任失调引起的胎动不安。

阿胶猪皮汤

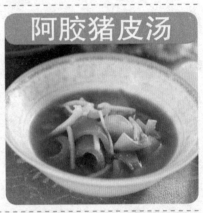

材　料 阿胶、葱白各15克，猪皮500克，姜、花椒水、绍酒、盐、酱油、蒜末、香油各适量

制　作 ①将阿胶入碗加绍酒，上蒸笼蒸化。②姜切片；猪皮洗净入锅煮透，捞出收拾干净，切成条。③锅内加2000毫升开水，下猪皮及阿胶、葱白、姜片、花椒水、盐、绍酒，用旺火烧开，再转慢火熬30分钟即可。

〔医师话语〕此汤能补血安胎，对气血亏虚引起的妊娠胎动不安有一定的食疗作用。

〔贴心叮咛〕脾胃痰湿者不宜食用本品。

肉末蒸蛋

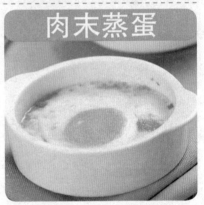

材　料 肉末100克，鸡蛋1个，香菇3朵，盐、生抽各适量，葱一根

制　作 ①将葱、香菇均洗净切成末，再与肉末一起放入盆中拌匀。②加调味料拌匀后，一起放入小碗里，再磕入鸡蛋。③放在锅中蒸5分钟，取出，淋上生抽即可。

〔医师话语〕鸡蛋富含蛋白质和卵磷脂，猪瘦肉富含优质蛋白，此菜能滋阴润燥、养血安胎。

〔贴心叮咛〕宜少吃多餐，每餐勿过饱。

葡萄红枣汤

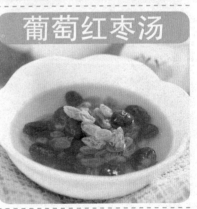

材　料 红枣15克，葡萄干30克

制　作 ①葡萄干洗净，备用。②红枣去核，洗净。③锅中加适量的水，放入葡萄干和红枣，煮至枣烂即可。

〔医师话语〕此汤具有补血、安胎的功效，对胎动不安有较好的疗效。

〔贴心叮咛〕红枣黏腻碍脾，所以脾胃虚弱，经常腹胀的患者可加入少量陈皮，可除腹胀。

缺乳

缺乳是指哺乳期的妇女乳汁分泌量少，乳汁清稀或浓稠，乳房柔软或胀痛，同时伴有头晕、神疲乏力、食欲不振、心烦等症。多因气血不足，乳汁生成无源或乳络阻滞，乳汁不通所致。治疗应以补益气血、通络下乳为主。通草及王不留行具有通络下乳的功效，尤其适合乳络阻滞、乳房胀痛的缺乳患者服用。猪蹄和虾仁均具有补益气血、下乳的作用，糯米具有补中益气的功效，均可用于气血不足所致的缺乳症。

红枣莲藕猪蹄汤

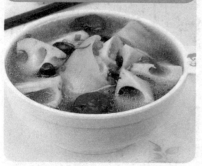

|材　料| 红枣、当归各适量，莲藕、猪蹄各150克，黑豆、清汤适量，盐6克，姜片3克

|制　作| ①将莲藕洗净切成块；猪蹄洗净斩块。②黑豆、红枣洗净浸泡20分钟备用③净锅上火倒入清汤，下入姜片、当归，调入盐烧开，下入猪蹄、莲藕、黑豆、红枣煲至熟即可。

（医师话语）此汤具有补血、活血、通乳的功效，适合气血虚弱所致的缺乳症。

（贴心叮咛）怀孕期间要注意纠正贫血，多食补益气血的食物。

通草丝瓜对虾汤

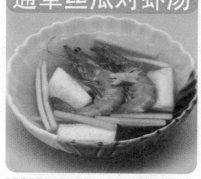

|材　料| 通草6克，对虾2只，丝瓜10克，食油、葱段、蒜、盐各适量

|制　作| ①将通草、丝瓜、对虾分别洗干净，虾去虾线。②将葱切段；蒜拍切成细末；丝瓜切条状。③起锅，倒入食用油，下虾、通草、丝瓜、葱段、蒜末、盐，用中火煎至将熟时，再放些食油，烧开即可。

（医师话语）本菜行气通乳，适用于产后缺乳的患者，有利小便、下乳汁、凉血解毒等功能。

（贴心叮咛）脾胃虚寒的患者食用本品时可加少许生姜。

生菜籽糯米粥

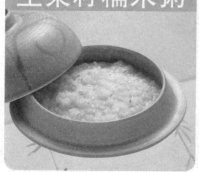

|材　料| 生菜籽1杯，糯米1杯

|制　作| ①把糯米清洗干净用水浸泡，把生菜籽清洗干净滤掉水分。②把生菜籽和糯米一起放入调理机中，再放入少量水，磨成汁。③把磨好的汁放入锅中，熬煮即可。

（医师话语）把生菜籽磨成粉末后食用，能治疗乳腺炎，母乳也会顺畅流出。

（贴心叮咛）糯米较难消化，食用时不宜过量。

产后腹痛

产妇分娩后腹部疼痛剧烈，且拒绝触按，按之有结块，恶露不下，此是瘀血阻滞子宫所致。有的人疼痛中夹冷感，得热痛感减，恶露量少、色紫、有块，此是寒气入宫、气血阻塞所致。当归、红花、桃仁、延胡索能行气活血、化瘀止痛，适合瘀血阻滞胞宫引起的腹痛。生姜、肉桂、羊肉温里散寒，对寒气入宫所引起的腹部冷痛有较好的疗效。山楂、红糖有活血作用，但效力较轻，适合产后腹痛轻症的患者食用。

当归生姜羊肉汤

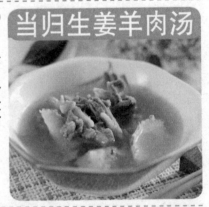

|材　料| 当归90克，生姜150克，羊肉500克，食盐、酱油、大蒜各适量

|制　作| ①先将羊肉洗净，切成小块，放入沸水锅内汆去血水，捞出凉凉。②将当归、生姜用水洗净，顺切成大片。③取砂锅放入适量清水，将羊肉、当归、生姜放入，武火烧沸后，去掉浮沫，放入盐、酱油、大蒜改用文火炖至羊肉烂熟，即可食用。

[医师话语] 此汤具有补虚劳、暖腰肾、温养阴血的功效，可治疗产后寒凝血瘀引起的腹痛。

[贴心叮咛] 阴虚火旺者及非寒性腹痛者忌食。

山楂红糖饮

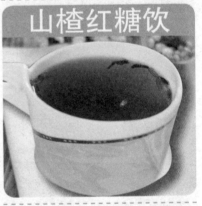

|材　料| 炒麦芽10克，炒山楂10克，红糖适量，水适量

|制　作| ①取炒麦芽、炒山楂放入锅中，加水600毫升。②水开后，再煎煮10分钟，然后加入红糖稍煮。③过滤，去渣取汁即可饮用。

[医师话语] 此汤具有益气养血、活血化瘀的功效，对产后腹痛等症状都有缓解作用。

[贴心叮咛] 胃酸过多以及胃溃疡等病患者不宜食用本品。

山楂桂皮茶

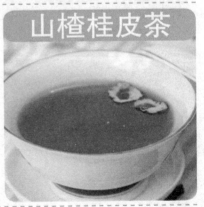

|材　料| 山楂10克，桂皮8克，延胡索8克

|制　作| ①将山楂、桂皮、延胡索均洗净，放入锅中。②锅中加水500毫升，大火煮开即可关火。

[医师话语] 本品可活血化瘀、散寒止痛，适于产后内有瘀血阻滞所引起的腹痛患者食用。

[贴心叮咛] 有出血倾向的患者不宜食用本品。

产后恶露不绝……………

产后恶露表现为持续三周以上仍淋漓不断。恶露，即产后子宫内排出的余血浊液，杂浊浆水，宜露不宜藏，初为暗红，继之淡红，渐于三周内自体内干净。阿胶补血止血，能改善产后血虚症状，防止产后出血、恶露不止等症。丹参、地骨皮能清热凉血，丹参还能化瘀止血，地骨皮可清虚热。赤小豆有清热解毒、利湿的作用，对产后恶露杂浊血浆，并有腥臭的患者有很好的疗效。山楂、香附均有活血化瘀的作用。

天麻炖鸡

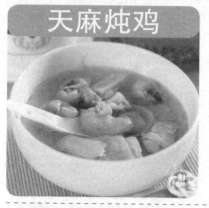

材料 天麻片、丹参、阿胶各10克，生姜3片，老母鸡1只

制作 ①将天麻、丹参洗净；生姜洗净。②鸡宰杀后去毛及内脏，斩件。③将天麻片、丹参、阿胶、姜片和鸡块放入炖锅，加适量清水，武火煮沸，再改用文火炖至鸡熟烂即可。

医师话语 此汤具有补血和凉血化瘀的功效，对产后出血、贫血、体虚等患者有较好的作用。

贴心叮咛 感冒患者不宜服用本品。

地骨皮鲜菇鸡汤

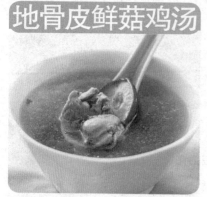

材料 山楂、赤小豆、地骨皮各10克，生香菇20克，鸡腿70克，盐适量

制作 ①生香菇洗净，切片；山楂、赤小豆、地骨皮洗净，备用。②鸡腿洗净，剁成适当大小的块，再放入滚水中汆烫。③将水、生香菇放入锅中，开中火，待滚后，再将鸡腿和山楂、赤小豆、地骨皮放入，最后以盐调味即可。

医师话语 此汤具有消肿解毒、和血排脓的功效，对产后恶露不尽有较好的效果。

贴心叮咛 脾胃虚寒、无热证者不宜服用。

山楂香附茶

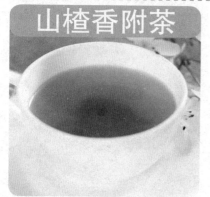

材料 香附、川芎各10克，山楂6克

制作 ①将香附、川芎、山楂分别洗净，放入锅中。②锅中加水600毫升，大火煮开即可关火。

医师话语 香附、川芎、山楂均有活血化瘀的功效，三者同用，可治疗产后恶露不尽。

贴心叮咛 无血瘀者慎用本品。

绝经期综合征......

绝经期综合征主要是由于雌激素水平降低而引起的。主要表现为月经素乱，经量变少或绝经。若颜面潮红，烦躁易怒，头晕耳鸣，口干便燥为肾阴虚证；若面白神疲，畏寒肢冷，腰脊酸痛，阴部重坠为肾阳虚证。黄精能滋阴补肾，适合于肾阴虚型绝经期综合征患者。山药可滋补肺、脾、肾三脏。板栗、羊肉可补肾壮阳、强腰壮脊，适合肾阳虚的患者。而莲心、苦丁可改善患者烦躁易怒、头晕失眠、口干便燥等症。

| 材　料 | 黄精30克，山药100克，鸡肉1000克，盐4克

| 制　作 | ①将鸡肉洗净，切块，入沸水中去血水；黄精、山药洗净备用。②把鸡肉、黄精、山药一起放入炖盅，加水适量。③隔水炖熟，下入盐调味即可。

(医师话语) 补中益气，滋阴润燥，常食可缓解患者烦躁易怒、五心烦热、头晕耳鸣、口干咽燥等症状。

(贴心叮咛) 患者要保证足够的睡眠，保持良好积极的心态。

山药黄精炖鸡

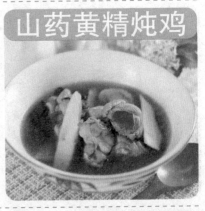

| 材　料 | 枸杞子20克，羊肉150克，栗子30克，盐5克

| 制　作 | ①将羊肉洗净，切块。②栗子去壳，洗净切块；枸杞子洗净，备用。③锅内加适量水，放入羊肉块、栗子块、枸杞子，大火烧沸，改用文火煮20分钟，调入盐即成。

(医师话语) 此汤具有补肝益肾、益气养血的功效，可有效缓解更年期综合征。

(贴心叮咛) 阴虚火旺者不宜食用本品。

栗子羊肉汤

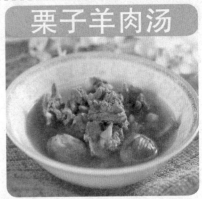

| 材　料 | 苦丁茶3克，莲心1克，菊花3克，枸杞10克

| 制　作 | 将以上材料共放入茶杯中，以沸水冲泡，加盖焖10分钟后即成。代茶频饮，可复泡3~5次。

(医师话语) 苦丁茶具有清热解毒、健胃消积、活血脉、降血脂等功效。常饮此茶能清心火、安心神，对隐性更年期的心情烦躁、面色萎黄、性欲低下等有明显的改善作用。

(贴心叮咛) 喝时加入适量蜂蜜调味，口味更佳！

莲心苦丁更年清心茶

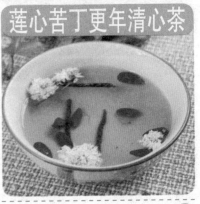

乳腺炎

乳腺炎是指乳腺的急性化脓性感染，初期多表现为乳房胀痛，局部出现皮温高以及压痛、硬结，硬结边界不清，可出现寒战高热、头痛无力等全身症状。治疗当以清热解毒排脓，活血化瘀行乳为主。蒲公英、鱼腥草、紫花地丁均是清热排脓的常用药，适合于各种急性化脓性疾病。金银花、大黄、苦瓜均有清热解毒的作用，主治热毒性病症。白茅根、牛蛙均有清热利湿的作用，可辅助治疗湿热蕴结型乳腺炎。

银花茅根猪蹄汤

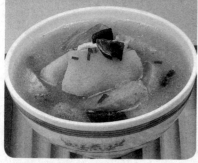

| 材 料 | 金银花、桔梗、白芷、茅根各10克，灵芝8克，猪蹄1只，黄瓜35克，盐6克

| 制 作 | ①将猪蹄洗净、切块、氽水；黄瓜去皮、子洗净，切滚刀块备用；灵芝洗净，备用。②将金银花、桔梗、白芷、茅根洗净装入纱布袋，扎紧。③汤锅上火倒入水，下入猪蹄、药袋，调入盐、灵芝烧开，煲至快熟时，下入黄瓜，捞起药袋丢弃即可。

医师话语 此汤具有凉血止血、清热消肿、排脓敛疮的功效。

贴心叮咛 哺乳期应避免乳汁淤积。

紫花地丁牛蛙汤

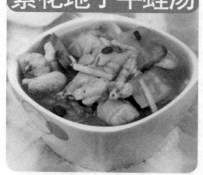

| 材 料 | 紫花地丁、蒲公英各15克，苦瓜200克，牛蛙175克，清汤、精盐、姜片各适量

| 制 作 | ①将苦瓜去子洗净切厚片，用盐水稍泡；紫花地丁、蒲公英洗净，备用。②牛蛙收拾干净斩块，氽水备用。③净锅上火倒入清汤，调入精盐、姜片烧开，下入牛蛙、苦瓜、紫花地丁、蒲公英煲至熟即可。

医师话语 此汤具有凉血消肿、利尿散结的功效，可辅助治疗急性乳腺炎、淋巴腺炎等症。

贴心叮咛 患者应多吃粗粮，孕期多按摩乳房可预防乳腺炎等。

大黄公英护乳消炎茶

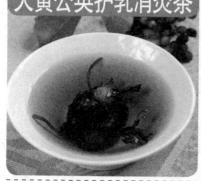

| 材 料 | 生大黄、蒲公英各6克，荆芥穗10克

| 制 作 | 将所有药材混合研为粗末，置保温瓶中，冲入沸水300毫升，焖泡15分钟后，代茶饮用。

医师话语 蒲公英有"天然抗生素"之称，为中医传统清热解毒药材。药理研究表明，蒲公英有良好的抗炎、抗病毒作用，可用于临床多种感染性疾病。常饮此茶能清热解毒、抗菌消炎，有效降低患病风险。

贴心叮咛 本品性寒，脾胃虚弱、大便溏泄者忌用。

乳腺癌

乳腺癌主要表现为肿块坚硬、无包膜，常不规则，边缘不清楚，不易推动，乳房疼痛、隐痛、胀痛、钝痛或刺痛，乳头回缩，乳头或乳晕处出现表皮糜烂或溃疡，乳头渗出血性分泌物。青皮、莪术行气破瘀、散结消肿，适合早期乳腺癌，肿块坚硬。王不留行、穿山甲、木香配伍同用，可清热排脓、行气化瘀、通络止痛，对乳房糜烂、出血、渗出分泌物有辅助疗效。天冬、橘叶滋阴行气、防癌抗癌。

青皮炒兔肉

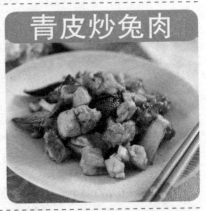

|材　料| 青皮12克，生姜9克，兔肉150克，料酒、盐、花椒、姜末、葱段、酱油、味精、麻油各适量

|制　作| ①青皮用温水泡后切小块。②兔肉洗净切丁，用食盐、姜末、葱段、料酒、酱油等稍腌渍。③锅中放油，将兔肉翻炒至肉色发白，然后放入青皮、花椒、生姜、葱段等继续翻炒；待兔肉丁熟时，加酱油、味精等，炒至收干水分，淋上麻油即成。

【医师话语】 本品具有理气散结、舒肝解郁、益虚健体的功效。

【贴心叮咛】 患者应避免食用过多动物脂肪。

穿山甲炖猪尾

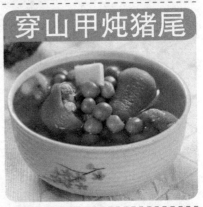

|材　料| 王不留行、穿山甲、木香各10克，猪尾300克，豌豆200克，盐5克，味精3克，鸡精适量

|制　作| ①将猪尾去毛洗净斩段，入沸水中去血水。②豌豆泡发洗净；王不留行、穿山甲、木香洗净装入纱布袋，备用。③猪尾放入锅中，加入豌豆、纱布袋炖至熟烂，捞起药袋丢弃，加入盐、鸡精、味精调味即可。

【医师话语】 此汤具有祛瘀散结、行气止痛的功效，适合肝郁气结型乳腺癌患者。

【贴心叮咛】 在生活与工作中避免过度紧张、忧郁、烦躁，培养乐观的情绪，少生闷气。

天冬橘叶饮

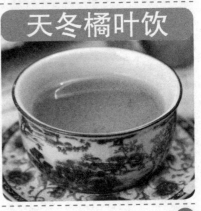

|材　料| 天冬12克，橘叶20克，红糖适量

|制　作| 将天冬、橘叶用水清洗，放砂锅中加水2000毫升，用中火煮沸，约20分钟，去渣取汁加入红糖，频饮。

【医师话语】 天冬养阴生津，清热散结。据现代研究，天冬含天门冬素和天冬碱，有抑制癌细胞的作用；橘叶，能疏肝理气，为治乳癖之专药。本品具有散结消肿、滋阴润燥的功效，对乳腺癌患者有一定的食疗作用。

【贴心叮咛】 多吃新鲜水果和蔬菜，避免肥胖。

功能性子宫出血

功能性子宫出血是指异常的子宫出血，由于神经内分泌系统功能失调所致。表现为月经周期不规律、经量过多、经期延长或不规律出血等。治疗此病当以止血为主，辅以益气补血、补肾、调理冲任。地榆、槐花、白茅根均是止血良药，适合于各种出血症。人参、红枣、墨鱼、乌鸡能补益气血，改善血虚症状。墨鱼、乌鸡能滋补肝肾，调理冲任。艾叶温经止血，茼蒿温里散寒，适合虚寒性子宫出血症的患者食用。

白茅根墨鱼鸡肉汤

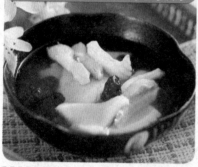

|材　料| 地榆、槐花、白茅根各10克，红枣10颗，墨鱼100克，鸡肉200克，盐、味精适量

|制　作| ①墨鱼泡发洗净切块；鸡肉洗净切块；红枣洗净去核。②将地榆、槐花、白茅根洗净装入纱布袋，扎紧。③锅内加适量清水，放入墨鱼、鸡块及纱布袋，炖至墨鱼肉熟烂，捞起药袋丢弃，加盐、味精等调食。

医师话语 此汤具有补益气血、收敛止血的功效，对功能性子宫出血有较好的疗效。

贴心叮咛 平常生活中要注意增加营养，多食含丰富蛋白质的食品及蔬菜和水果。

人参莲枣炖乌鸡

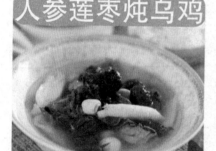

|材　料| 人参15克，红枣10颗，山药75克，乌鸡500克，莲子50克，油、味精、盐适量

|制　作| ①将乌鸡收拾干净；人参、红枣、莲子、山药用水略冲。②将乌鸡、人参、红枣、莲子、山药置锅中，加水用文火炖烂。③调入油、味精、盐服食即可。

医师话语 此汤具有益气摄血的功效，对气虚引起的内分泌失调、功能性子宫出血的患者大有益处。

贴心叮咛 女性生理期身体抵御能力较弱，不要进食生冷、辛辣刺激性的食品。

艾蒿蜂蜜茶

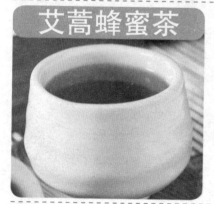

|材　料| 晒干的艾蒿30克，水3杯，蜂蜜2大匙

|制　作| ①晒干的艾蒿去掉灰尘，切成几段。②水煮开后放置30秒，使水的温度下降，把水倒入晒干的艾蒿中。③用筛子过滤出浸泡艾蒿的汤。④把浸泡艾蒿的汤放入碗中，放入少量蜂蜜，趁热喝。

医师话语 艾蒿能清血，使身体暖和，具有超强的止血作用。因此子宫出血时，可以食用艾蒿。

贴心叮咛 患者平时应多运动、多锻炼，增强体质。

子宫脱垂

子宫脱垂是指子宫从正常位置沿阴道下降，子宫颈外口达坐骨棘水平以下，甚至子宫全部脱出于阴道口外。常伴有阴道前、后壁膨出，阴道分泌物增加等症。中医认为子宫脱垂治疗当以补益脾肾、升阳举陷为主。黄芪、党参、山药、白术、升麻都具有补气健脾、升阳举陷的功效，对子宫脱垂等内脏下垂症有疗效。金樱子补肾固精，对肾气不足所致的子宫脱垂有疗效。小米、土鸡、猪肚、猪肠都有益气补虚的作用。

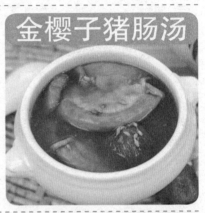

金樱子猪肠汤

|材　料| 金樱子15克，猪肠100克，蜜枣20克，盐、生姜各适量

|制　作| ①猪肠洗净，切段后加盐抓洗，冲净；金樱子、蜜枣均洗净泡发；生姜去皮，洗净切片。②将猪肠、金樱子、蜜枣、生姜放入瓦煲内，倒入适量清水，以大火烧开，再改用小火炖煮1.5小时。③加盐调味即可。

(医师话语) 此汤具有益气补虚、补肾固脱的功效，适合脾肾虚弱引起的子宫脱垂症。

(贴心叮咛) 更年期妇女要坚持做肛提肌运动锻炼，以防组织过度松弛或过早衰退。

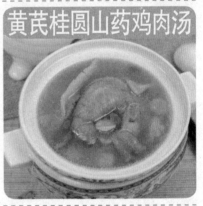

黄芪桂圆山药鸡肉汤

|材　料| 升麻、牡蛎、黄芪、枸杞各15克，桂圆、山药各30克，鸡肉400克，盐5克

|制　作| ①鸡收拾干净，斩件，氽水；黄芪洗净，切开；桂圆洗净，去壳去核；山药洗净，切片；枸杞洗净，浸泡；升麻、牡蛎洗净，备用。②将鸡肉、黄芪、桂圆、山药、枸杞、升麻、牡蛎放入锅中，加适量清水慢炖2小时。③加入盐即可食用。

(医师话语) 此汤有滋补肾阴、益气固脱的功效，适合胃下垂、子宫脱垂等患者食用。

(贴心叮咛) 患者要注意保持心情舒畅。

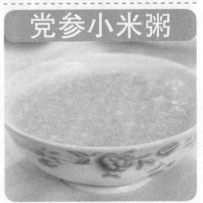

党参小米粥

|材　料| 党参30克，升麻10克，小米50克

|制　作| ①先将党参、升麻洗净，切碎备用。②将小米洗净，放入锅中，加水800毫升，大火煮开。③将切好的党参、升麻放入锅中，与小米一起煮至粥稠即可，每日2次，空腹服食。

(医师话语) 本品具有健脾益气，升阳举陷的作用，对体质虚弱所致的子宫脱垂有一定的食疗效果。

(贴心叮咛) 患者应当减轻工作量，避免参加重体力劳动，忌提重物。

子宫癌

子宫癌患者可出现异常的阴道流血，可发生在性生活中、妇科检查及便后等，出血量不定。表现为经期延长、周期缩短、经量增多等。晚期患者，可出现尿频、尿急、肛门坠胀、大便秘结甚至肾盂积水等，三棱、莪术、穿山甲破血化瘀、清热解毒，对各种恶性肿瘤、癌症均有一定的疗效。当归活血补血，山药益气补虚，均可改善晚期子宫癌患者贫血、消瘦、食欲不振等症状。芦笋、大蒜、红豆是癌症患者食疗佳品。

三棱芦笋煲鱼头

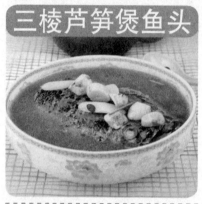

材料 三棱、莪术、当归、穿山甲各10克，生鱼头200克，芦笋150克，蒜子30克，花生油、盐、酱油、香菜、清汤各适量

制作 ①将生鱼头洗净，芦笋洗净切块，蒜子洗净。②三棱、莪术、当归、穿山甲洗净装入纱布袋，扎紧。③锅内入油，下入蒜子，倒入清汤，入生鱼头、芦笋、药袋，调入盐、酱油煲熟，药袋丢弃，撒香菜即可。

医师话语 此汤具有行气散结、活血祛瘀、防癌抗癌的功效。

贴心叮咛 治疗期间禁止行房事。

山药肉片蛤蜊汤

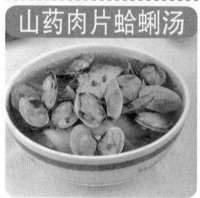

材料 蛤蜊120克，山药45克，猪肉30克，黄芪、升麻、香附各10克，香菜适量

制作 ①蛤蜊、黄芪、升麻、香附洗净；山药洗净切片；猪肉洗净切片。②锅上火入水，加盐，下入肉片烧开，打去浮沫。③下入山药、黄芪、升麻、香附煮8分钟，再下入蛤蜊煲至熟，撒入香菜末，淋入香油即可。

医师话语 此汤具有补血益气、软坚散结的功效，适合于子宫肿瘤、宫颈癌等患者。

贴心叮咛 子宫切除术后的患者可用苦参、黄柏、地肤子、白鲜皮各等份，煎水清洗外阴。

二草红豆汤

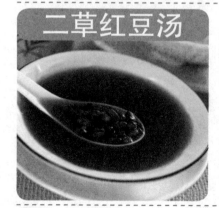

材料 红豆200克，益母草20克，白花蛇舌草20克，红糖适量

制作 ①将红豆和中药材洗净，红豆以水浸泡备用。②将中药材加水，以大火煮开后转小火，煎煮至剩2碗水的分量滤渣，取药汁备用。③再将药汁加红豆以小火续煮1小时后，至红豆熟烂，即可加红糖调味食用。

医师话语 本品具有清热解毒、消肿排脓的功效，适合于因患子宫癌而白带腥臭，脓血相兼的患者。

贴心叮咛 多吃豆类食品，有助防治乳腺癌。

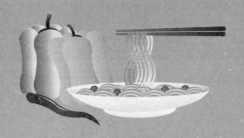

第二章
男科疾病

男性生殖系统包括：阴茎、睾丸、附睾、阴囊、前列腺、精液、尿道球腺等，其主要功能是产生生殖细胞，繁殖新个体，分泌性激素和维持副性征。

男科疾病主要涉及三大领域：性生理和性心理疾病、生育与计划生育以及男性生殖系统疾病。常见的男科疾病有：阳痿、早泄、遗精、不射精症、前列腺炎、男性更年期综合征等。男科疾病常见的不适症状有：腰骶部或小腹部疼痛、阴囊潮湿、小便异常、血精、少精、乏力、性功能障碍等等。

本章简要介绍了男科各个疾病的主要症状以及对症药材和食材，并精心为患者搭配了科学合理的药膳来进行食疗。

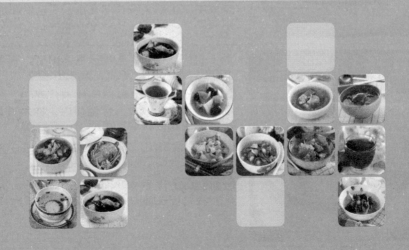

阳痿病 ·····················

阳痿病是指在有性欲要求时，阴茎不能勃起或勃起不坚，或者虽然有勃起且有一定程度的硬度，但不能保持性交的足够时间，因而妨碍性交或不能完成性交。鹿茸、菟丝子、羊肉、牛尾均有补肾壮阳的功效，对肾阳虚引起的阳痿、腰膝酸软、神疲乏力有很好的改善作用。当归可补血活血；冬虫夏草补肾，增强体质，抗衰老。覆盆子可补肾固精；枸杞子滋阴补肝肾；车前子可清热利尿。

红枣鹿茸羊肉汤

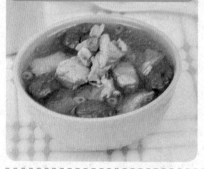

|材　料| 鹿茸5克，红枣5颗，羊肉300克，精盐、生姜片、食用油各适量

|制　作| ①将羊肉洗净、切块。②鹿茸、红枣洗净备用。③净锅上火倒入适量水，调入油、生姜片、精盐，下入羊肉、鹿茸、红枣，煲至熟透即可。

医师话语 此汤具有补肾壮阳、益精生血的功效，对肾阳虚引起的阳痿、腰膝酸软等症都有很好的疗效。

贴心叮咛 阴虚火旺者不宜服用本品。

当归牛尾虫草汤

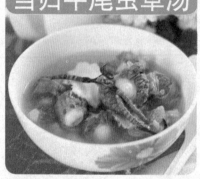

|材　料| 当归30克，虫草3克，牛尾1条，瘦肉100克，盐适量

|制　作| ①瘦肉洗净，切大块；当归用水略冲；虫草洗净。②牛尾去毛，洗净，切成段。③将以上所有材料一起放入砂锅内，加适量清水炖煮，待肉熟，调入盐即可。

医师话语 此汤具有添精补髓、补肾壮阳的功效，适合肾虚阳痿的患者食用。

贴心叮咛 减少或戒除手淫，过度手淫必然造成泌尿生殖系统长期充血，易诱发和加重阳痿。

五子衍宗茶

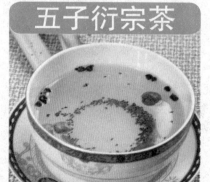

|材　料| 枸杞子、菟丝子各240克，覆盆子120克，炒车前子60克，五味子30克

|制　作| 将上述诸药捣压成末，混匀，每日取用40~60克，放入保温杯内，冲入适量沸水，焖泡15分钟后饮用。

医师话语 枸杞子滋补肝肾，菟丝子益精髓，覆盆子助阳固精。

贴心叮咛 患者要保证充足的睡眠，勿熬夜，避免过度脑力劳动引起精神紧张。

早泄

早泄是指男子在阴茎勃起之后，未接触或刚接触到女方外阴，抑或插入阴道时间短暂，尚未达到性高潮便射精，随后阴茎疲软，双方达不到性满足即泄精而痿软的症状。肉豆蔻、芡实、金樱子具有补肾固精的作用，对肾虚引起的早泄、遗精均有疗效。黄芪益气健脾，可改善早泄患者神疲乏力、记忆力衰退等症。牛鞭、猪腰、乳鸽均有改善性功能的作用，对早泄、腰膝酸痛的患者有很好的食疗作用。

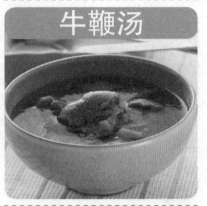

牛鞭汤

| 材　料 | 生姜1块，牛鞭1条，盐适量

| 制　作 | ①牛鞭切段，放入沸水中汆烫，捞出洗净、切片；姜洗净，切片。②将牛鞭、姜片放入锅中，加水至盖过材料，以大火煮开后转小火慢炖约30分钟。③起锅前加盐调味即成。

（医师话语）此汤有改善心理性性功能障碍的功效，对肾阳虚引起的阳痿、早泄等症有较好的作用。

（贴心叮咛）阴虚火旺者或下焦湿热引起的早泄患者不宜食用本品。

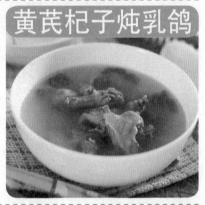

黄芪杞子炖乳鸽

| 材　料 | 黄芪30克，枸杞子30克，乳鸽200克，盐适量

| 制　作 | ①将乳鸽去毛及内脏，斩件，洗净；黄芪、枸杞子洗净，备用。②将乳鸽、黄芪、枸杞子一同放入炖盅内。③加适量水，食用盐，隔水炖熟即可。

（医师话语）此汤补心益脾、固摄精气，可用于脾肾气虚所致的早泄、遗精、神疲乏力、腰膝酸软等症。

（贴心叮咛）患者可用手时常按摩阴囊，能改善局部血液循环，每次2~3分钟即可。

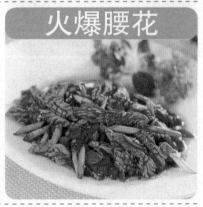

火爆腰花

| 材　料 | 猪腰500克，蒜薹50克，甜椒20克，胡椒、老抽、料酒、姜、葱、蒜各适量

| 制　作 | ①将猪腰片去腰臊，切麦穗花刀，下调味料腌入味，上浆备用。②蒜薹洗净，切段备用。③锅底留油，下姜、蒜炝锅，腰花入油锅中滑散，下入甜椒、蒜薹并调味，翻炒至入味即可。

（医师话语）猪腰具有补肾强腰、固精益气的功效，对肾虚早泄患者有一定的食疗效果。

（贴心叮咛）患者要解除顾虑，减少焦虑与紧张心理，有助于本病的治疗。

遗精

在非性交的情况下精液自泄，一夜2~3次或每周2次以上者称之为遗精，又名遗泄、失精。在梦境中之遗精，称梦遗；无梦而自遗者，名滑精。患者多伴有神疲乏力、精神萎靡、困倦、腰膝酸软、失眠多梦或记忆力衰退等症。莲子、芡实、金樱子、五味子均有补肾固精的作用，莲子、芡实还能养心安神，改善失眠多梦。山药滋补肺、脾、肾三脏，能改善遗精症状和患者神疲乏力、精神困倦等体虚症状。

三味鸡蛋汤

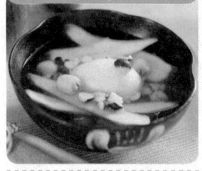

|材　料| 去芯莲子、芡实、山药各9克，鸡蛋1个，冰糖适量

|制　作| ①莲子、芡实、山药洗净，备用。②将莲子、芡实、山药一同放入锅内加水熬成药汤。③加入鸡蛋煮熟，汤内再加入冰糖即可。

医师话语 此汤有补脾、益肾、固精安神的功效，适合肾虚遗精、早泄等症患者。

贴心叮咛 建议患者睡前用热水泡脚，并擦揉脚底，有助于全身血液循环，还可改善下焦虚寒症状。

莲子百合煲瘦肉

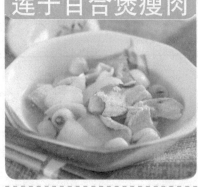

|材　料| 百合30克，莲子30克，瘦猪肉250克，盐适量

|制　作| ①将莲子去心洗净；百合洗净；瘦猪肉洗净，切片。②将莲子、百合、瘦猪肉放入锅中，加适量水，置文火上煲蒸熟。③以盐调味即可。

医师话语 此汤有固摄精气、宁心安神的功效，适合遗精、失眠等患者食用。

贴心叮咛 患者应养成侧卧习惯，被褥不宜过暖，内裤不宜过紧。

莲子冰糖益精茶

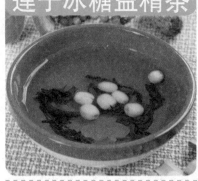

|材　料| 茶叶10克，莲子（带心）50克，冰糖30克

|制　作| 先将莲子温水浸泡数小时，然后加冰糖与水炖烂熟；再用沸水泡茶取汁，和匀服饮。

医师话语 莲子性寒味苦，能健脾养心、固精止泻、宁心安神、清心泻火，可用于心火亢盛所致的心悸烦热、失眠多梦等。

贴心叮咛 忌食辛辣刺激性食物，戒烟限酒。

男性不育症··········

男性不育症是指夫妇婚后同居1年以上，未采取避孕措施而未让女方受孕，其原因属于男方者。引发男性不育症的因素包括：长期精神紧张，严重营养不良，内分泌疾病，精液异常等。杜仲、菟丝子均可补肾强腰，促进性腺发育，对肾虚，性腺发育不良的不育患者有较好的疗效。女贞子、熟地黄、龟肉可滋补肝肾、补益阴血，对肝肾阴虚型不育患者大有益处。肉桂温里散寒，适合畏寒怕冷、下焦虚寒、精冷不育患者。

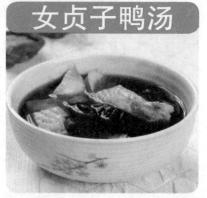

龟肉鱼鳔汤

|材　料| 肉桂15克，龟肉150克，鱼鳔30克，精盐、味精各适量

|制　作| ①龟肉洗净切块；鱼鳔去腥切碎；肉桂洗净备用。②将龟肉、鱼鳔、肉桂同入砂锅，加适量水，武火烧沸后用文火慢炖。③待肉熟后，加入精盐、味精调味即可。

(医师话语) 此汤具有补益肾阳、滋阴养血的作用，可辅助治疗阴阳两虚型不孕、不育症。

(贴心叮咛) 患者应保持心情愉快，因为长期精神压抑、沮丧、悲观，会影响大脑皮质的功能，引起内分泌系统紊乱，往往引起不育。

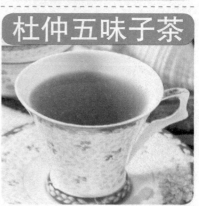

女贞子鸭汤

|材　料| 枸杞15克，熟地黄20克，淮山药20克，女贞子30克，牡丹皮10克，泽泻10克，白鸽1只，盐适量

|制　作| ①白鸭宰杀，去毛及内脏，洗净切块。②枸杞、熟地黄、淮山药、女贞子、牡丹皮、泽泻洗净，与鸭肉同入锅中，加适量清水，煎煮至白鸭肉熟烂。③以盐调味即可。

(医师话语) 此汤具有滋补肝肾、养胃、补虚弱的功效，适合肝肾阴虚型不育的患者食用。

(贴心叮咛) 患者平时注意营养，忌久坐，多运动，内裤要宽松。

杜仲五味子茶

|材　料| 炒杜仲10克，五味子3克，蔗糖30毫升

|制　作| ①将炒杜仲、五味子洗净，放入锅中，加水800毫升。②大火将水煮开，转小火再煮20分钟，滤渣后加蔗糖调味即可。

(医师话语) 杜仲具有补肾强腰的作用，而五味子能固精止遗，本品对肾虚精亏的不育患者有一定的食疗效果。

(贴心叮咛) 患者要树立战胜疾病的信心，勿给自己过大的压力，配合医生积极治疗。

不射精症

不射精是指具有正常的性欲，阴茎勃起也正常，能在阴道内维持勃起及性交一段时间，甚至很长时间，但无性高潮出现，且不能射精的一种疾病。常用于本病的中药和食材有：仙茅、白酒、杏仁、龟肉、党参、天麻等。仙茅可补肾壮阳；少量白酒能促进血液循环；杏仁富含锌，对男性前列腺大有益处；龟肉、党参益气补虚；天麻镇静安神。

橘皮饮

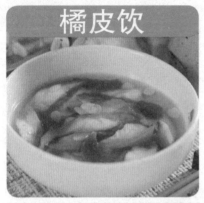

| 材　料 | 杏仁10克，鲜橘皮15克，丝瓜10克

| 制　作 | ①先将丝瓜去皮，洗净切块。②将鲜橘皮、杏仁洗净，与丝瓜一起放入锅中，加水600毫升，旺火煮开后转小火续煮15分钟。③澄清后，加少许白糖，代茶饮。

[医师话语] 此饮品具有理气通络、清热利湿的功效，对湿热下注引起的不射精症状有一定的食疗效果。

[贴心叮咛] 患者应积极参加健康的活动，坚持锻炼，放松心情，保证充足的睡眠。

老龟汤

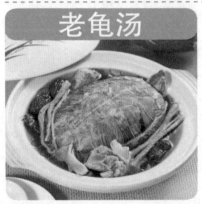

| 材　料 | 老龟1只，排骨100克，党参30克，红枣20克，天麻20克，盐、味精、油各适量

| 制　作 | ①将老龟宰杀洗净，排骨砍小段，红枣、党参、天麻洗净。②将所有材料装入煲内，加入适量水，以大火煲3小时。③转小火再煲半小时，待龟肉和药材均出味时，加入油、盐、味精拌匀即可。

[医师话语] 此菜具有滋阴养血、健脾补肾的功效，对体虚不射精的患者有较好的疗效。

[贴心叮咛] 患者应养成良好的生活习惯，戒除频繁手淫的习惯。

仙茅药酒

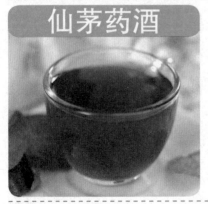

| 材　料 | 仙茅40克，白酒500毫升

| 制　作 | ①将仙茅洗净，控干水分。②将仙茅浸泡在白酒瓶内，封口。③3周后即可开封饮用。每日三次，可饭后服用，一次30毫升，可连续服用一个月。

[医师话语] 本品可益肝肾，助元阳，对肾阳虚引起的不射精症状有一定的改善作用。

[贴心叮咛] 平时可多吃些温补肾阳的食物如狗肉、羊肉、牛鞭、海参等。

前列腺炎

前列腺炎是指前列腺特异性和非特异性感染所致的急慢性炎症，会引起全身或局部某些症状。伴有恶寒、发热、乏力；会阴或耻骨上区域有重压感；若有小脓肿，疼痛加剧而不能排便，排尿时有烧灼感、尿急、尿频、尿痛等症。茯苓、草薢、西瓜、马齿苋、薏米、莲花、甘草、荠菜能清热利尿消肿，清热解毒、燥湿排脓，可治疗尿道口滴脓性分泌物等湿热症状。对急性前列腺炎所引起的尿频、尿急、尿痛有很好的治疗作用。

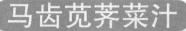

茯苓西瓜汤

|材　料| 茯苓30克，薏米20克，西瓜500克，冬瓜500克，蜜枣5枚，盐适量

|制　作| ①将冬瓜、西瓜洗净，切成块；蜜枣、茯苓、薏米洗净。②将清水2000毫升放入瓦煲内，煮沸后加入茯苓、薏米、西瓜、冬瓜、蜜枣，武火煲开后，改用文火煲3小时，加盐调味即可。

[医师话语] 此汤泻火解毒、利尿通淋，适合急性前列腺炎引起的排尿不畅、尿赤涩痛等症。

[贴心叮咛] 养成及时排尿的习惯，因为憋尿可使尿液反流进入前列腺，引起前列腺炎。

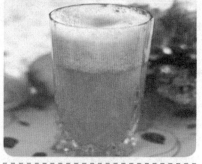

马齿苋荠菜汁

|材　料| 草薢10克，鲜马齿苋、鲜荠菜各50克

|制　作| ①马齿苋、荠菜洗净，在温开水中浸泡30分钟，取出后连根切碎，放到榨汁机中榨汁。②把榨后的马齿苋、荠菜渣及草薢用温开水浸泡10分钟，重复绞榨取汁，合并两次的汁过滤，入锅，用小火煮沸即可。

[医师话语] 此汤清热解毒、利湿泻火，对急性前列腺炎、尿路感染、痢疾均有疗效。

[贴心叮咛] 避免久坐和长时间骑车，以免前列腺血流不畅。

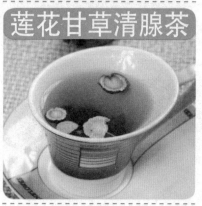

莲花甘草清腺茶

|材　料| 绿茶2~3克，莲花15~25克，甘草5克

|制　作| 将莲花与甘草加水300毫升，煮沸加入绿茶，冷却后分3次服用，每日一剂。

[医师话语] 莲花茶能及时替你排解身体的不适，抗菌消炎，对初期的排尿不适，或有烧灼感、尿频、尿急、尿痛等症状有良效。

[贴心叮咛] 患者应检查包皮是否过长，过长者要及早做包皮环切手术，防止细菌藏匿并经尿道逆行进入前列腺。

男性更年期综合征……

男性更年期由睾丸功能退化所引起的，主要表现为头痛、失眠等神经性综合征症状，可伴有抑郁，血管舒缩障碍及自主神经功能紊乱，性功能减退。全身肌肉开始松弛，皮下脂肪较以前丰富，身体变胖出"福态"。鹿茸、海参均有补肾壮阳的作用，可改善更年期男性性功能减退的症状。郁金、合欢皮可疏肝解郁、养心安神，能有效改善头痛失眠、抑郁多疑等症。芡实、乌鸡、山药可补气健脾、补肾固精。

鹿茸山药乌鸡汤

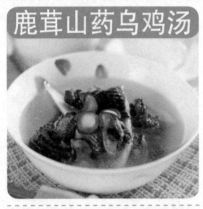

|材　料| 鹿茸5克，山药50克，乌骨鸡500克

|制　作| ①将鹿茸、山药洗净，备用。②乌骨鸡洗净，斩件，放入沸水中煮5分钟，取出过冷水。③把鹿茸、山药及乌骨鸡放入炖盅内，加适量水，盖好盖，隔水文火炖3小时，调味即可。

(医师话语) 此汤具有温肾壮阳、收敛涩精的功效，可改善男性更年期性功能减退症状。

(贴心叮咛) 脾胃有热或下焦湿热的患者不宜食用本品。

胡萝卜芡实猪蹄汤

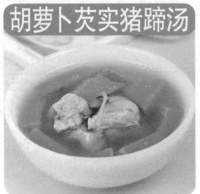

|材　料| 芡实15克，猪蹄1只，胡萝卜150克，盐6克

|制　作| ①将猪蹄洗净、切块、汆水。②胡萝卜洗净切块；芡实洗净，备用。③净锅上火倒入水，调入盐，下入猪蹄、胡萝卜、芡实煲至熟即可。

(医师话语) 此汤具有固肾涩精、益气补虚功效，适合男性更年期遗精、夜尿频多等症。

(贴心叮咛) 建议患者多食含有B族维生素的食物，对维持神经系统的健康、增加食欲及帮助消化具有一定的作用。

鲍汁扣辽参

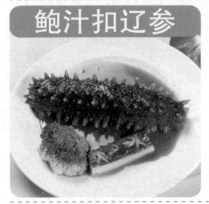

|材　料| 上等关东辽参1条，鲍汁适量，糖、鸡精、味精、生抽各少许

|制　作| ①将辽参洗净，入锅蒸熟取出。②锅上火，倒入鲍汁，调入所有调味料拌匀。③将烧好的鲍汁淋在盘中的辽参上即可。

(医师话语) 海参是世界上少有的高蛋白、低脂肪保健食品，具有滋阴、补血、壮阳、润燥、抗衰老、增强免疫力等功效，非常适合更年期的男性食用。

(贴心叮咛) 患者应加强体育锻炼，保持思想乐观，戒除不良生活习惯。

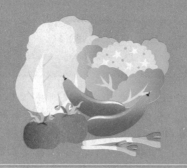

第三章
儿科疾病

　　儿科疾病指的是儿童易患的疾病，这里说的儿童包括新生儿（从出生后脐带结扎开始，至生后满28天）、婴儿（出生28天后至1周岁）、幼儿（1周岁后至3周岁）、学龄前期（3周岁后至6周岁）、学龄期（6周岁后至青春期来临，一般女12岁，男13岁）。

　　小孩脏腑娇嫩，机体的抵抗力也较差，所以容易发病，并且变化迅速，所以要积极治疗，不能怠慢。常见的儿科疾病有：小儿感冒、小儿流涎、小儿厌食症、小儿疳积、小儿腹泻、小儿偏食、小儿营养不良、小儿便秘、小儿遗尿、小儿惊风、小儿夏热、小儿单纯性肥胖、百日咳、小儿自汗盗汗等。

　　本章简要介绍了儿科各个疾病的主要症状以及对症药材和食材，并精心为患者搭配了科学合理的药膳来进行食疗。

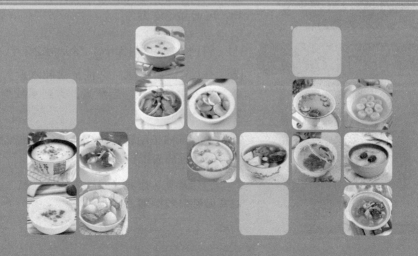

小儿感冒 ··········

小儿感冒又称急性上呼吸道感染，分为风寒感冒和风热感冒。风寒感冒型：恶寒，发热，不出汗，鼻塞，流涕，打喷嚏，咳嗽，咳清稀白痰，口不渴，舌苔薄白。风热感冒型：热重寒轻，有出汗，头痛，鼻塞流黄涕，咳嗽有黄痰，咽痛，口干，舌红苔薄白或者薄黄。白芷、葱白可散寒解表，常用来治风寒感冒；金银花、菊花、板蓝根可发散风热，常用来治风热感冒；百合、梨可润肺止咳。

萝卜炖排骨

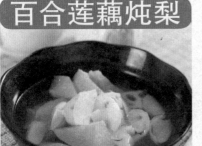

|材　料| 猪排250克，白萝卜200克，葱段、料酒、盐各适量

|制　作| ①猪排剁块，氽血水。②放葱、料酒，用中火炖煮90分钟，捞出去骨；白萝卜去皮切块，用开水氽一下，去生味。③锅内煮的排骨汤继续烧开，投入剔骨肉和萝卜条炖30分钟，至肉烂、萝卜软，加盐调味即成。

〔医师话语〕 本品发散风寒、利尿通淋，对小儿感冒有一定的防治作用。

〔贴心叮咛〕 小儿感冒期间，鼓励其多饮热开水，不要摄入难消化的食物。

百合莲藕炖梨

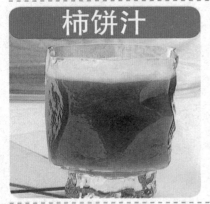

|材　料| 鲜百合200克，梨2个，白莲藕250克，盐少许

|制　作| ①将鲜百合洗净，撕成小片状；白莲藕洗净去节，切成小块；梨削皮切块。②把梨与白莲藕放入清水中煲2小时，再加入鲜百合片，煮约10分钟。③下盐调味即成。

〔医师话语〕 本品具有泻热化痰、润肺止渴的功效，可治疗干咳、咽喉干燥疼痛等症。

〔贴心叮咛〕 患儿应多吃维生素C含量高的食物，可增强免疫力。

柿饼汁

|材　料| 柿饼（中等大小）2个，水2杯半

|制　作| ①柿饼去核。②把柿饼和水放入锅中，用木匙搅拌均匀后熬煮，直到水减少为原来的一半。

〔医师话语〕 柿子中富含维生素C，可抗流感病毒，增强患者抵抗力。

〔贴心叮咛〕 高热患儿及时予以物理降温，并对其做好口腔护理。

小儿流涎

小儿流涎，是指小儿不由自主地从口中溢出唾液的一种病症。3~6个月的婴儿流涎，属于正常生理现象，如果孩子超过6个月还是流涎，应考虑是病理现象。中医认为此病多是因为脾胃虚弱不能摄纳精液或是脾胃内生湿热所致。益智仁是治疗小儿流涎的主要用药，可减少唾液的分泌。白术、鸡内金、桂圆可补气健脾，改善脾胃功能。竹叶、白茅根可清热泻火、利湿，对脾胃湿热引起的流涎有一定的辅助治疗作用。

|材　料| 益智仁15克，白术10克，净鸭肉250克，鸭肾1个，葱、姜、黄酒、盐各适量

|制　作| ①将鸭肉洗净切块；鸭肾剖开，收拾干净切成4块；生姜洗净拍松；葱白切段。②锅上火加油烧热，入鸭块、鸭肾、葱白、生姜块爆炒5分钟，倒黄酒翻炒5分钟，盛入砂锅内，加水，加益智仁、白术，小火炖3个小时，然后放盐、味精调味即可。

(医师话语) 此汤温脾暖肾、健脾益气，对脾虚型小儿流涎、食欲不振有很好的效果。

(贴心叮咛) 家长要注意及时清洁小儿口腔。

益智仁鸭肾汤

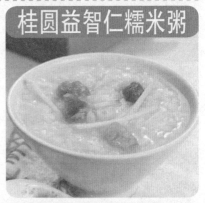

|材　料| 桂圆肉20克，益智仁15克，糯米100克，白糖、姜丝各5克

|制　作| ①糯米淘洗干净，放入清水中浸泡；桂圆肉、益智仁洗净备用。②锅置火上，放入糯米，加适量清水煮至粥将成。③放入桂圆肉、益智仁、姜丝，煮至米烂后放入白糖调匀即可。

(医师话语) 此粥健脾止涎、养心安神、补血益智，可治小儿流涎、小儿营养不良等症。

(贴心叮咛) 积极治疗引起流涎的原发病如面神经麻痹、脑炎后遗症等。

桂圆益智仁糯米粥

|材　料| 鲜竹叶15克，灯芯草3根

|制　作| ①鲜竹叶、灯芯草洗净，放入杯中，冲入开水300毫升。②加冰糖适量，加盖焖片刻，代茶饮。

(医师话语) 竹叶、灯芯草均能清火、利小便，可用于治疗脾胃湿热引起的口舌生疮、流涎。

(贴心叮咛) 喂给小宝宝的奶粉中加入清火茶，可降火消炎。

竹叶清火茶

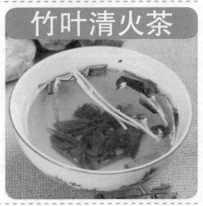

小儿厌食症 ....

小儿厌食症是指小儿较长时期见食不贪、食欲不振，甚至拒食的一种常见病症。多发于3~6岁的儿童。如果长期得不到矫正，会引发营养不良和发育迟缓、畸形，患儿食欲减退，但身体的其他状况尚好。党参、山药可补气健脾，对小儿脾胃虚弱引起的厌食、体质虚弱、营养不良等有很好的食疗效果。陈皮可行气消食、除腹胀；生鱼、牛肉富含蛋白质、钙、锌等多种营养成分，可益气力，补充体能。苹果可开胃消食，还能止泻。

党参生鱼汤

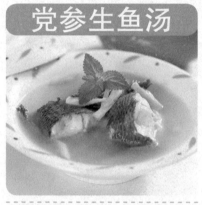

材 料 党参20克，陈皮10克，生鱼1尾，胡萝卜50克，姜、葱、盐、香菜末、酱油各适量，鲜汤200毫升

制 作 ①党参润透切段；胡萝卜洗净切块，陈皮洗净。②生鱼收拾干净切段，下油中煎至金黄。③另起油锅烧至六成热，下入姜、葱爆香，下入党参、陈皮、生鱼、胡萝卜，加鲜汤烧开，调入盐，加入香菜末即成。

（医师话语）此汤消食开胃、滋阴补气，对脾胃虚弱、小儿厌食、偏食有很好的疗效。

（贴心叮咛）需纠正孩子挑食、偏食的不良习惯。

苦瓜炒牛肉

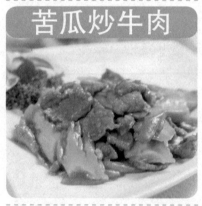

材 料 苦瓜250克，牛肉100克，姜、盐、味精、生粉各适量

制 作 ①苦瓜洗净剖开去瓤，切片；牛肉洗净切片，用生粉、盐稍腌，姜去皮切片。②将苦瓜和牛肉同入沸水中稍焯后捞出，沥干水分。③锅上火，加油烧热，下入牛肉炒熟后，加入苦瓜、姜片、调味料炒匀即可。

（医师话语）本品具有开胃消食、增强体质的功效，对小儿厌食有一定的食疗作用。

（贴心叮咛）注意少进肥甘厚味、生冷干硬的食物，不能滥用人参、熟地黄等滋补药。

山药苹果丁

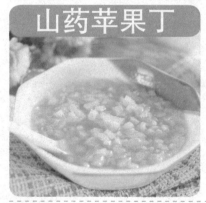

材 料 新鲜山药100克，苹果1个，红糖适量

制 作 ①将苹果洗净，削去皮，切成丁。②山药去皮，洗净，切丁。③将苹果丁、山药丁放碗内，加入适量红糖，加盖，置锅中隔水炖熟即可。

（医师话语）本品味道鲜美，并且有健脾开胃的功效，可改善小儿厌食症。

（贴心叮咛）小儿饮食也不宜太过精细，鼓励多吃粗粮。

小儿腹泻

小儿腹泻是各种原因引起的以腹泻为主要表现的胃肠道功能紊乱综合征。大便每日3～5次，且为稀水便，有时是黏液便或脓血便，伴有吐奶、腹胀、发热、烦躁不安、精神不佳等症状。山药、苹果是治疗小儿腹泻的常用食物，用山药或苹果做成糊当主食连续喂食小儿数日，有很好的止泻作用。莲子、芡实有补肾健脾、止泻止痢的作用，对小儿久泻久痢有很好的效果。肉豆蔻可温肾止泻，适合寒湿型腹泻的小儿食用。

| 材　料 | 红糖适量，鲜苹果1个

| 制　作 | ①将苹果洗净去皮，切成小块。②再将苹果块放碗内，加水适量，入锅炖熟。③加入红糖调味即可。

（医师话语）本品具有健脾止泻、消食化积的功效，长期服用对小儿腹泻有一定疗效。

（贴心叮咛）苹果削皮后易氧化变色，可将整个苹果浸泡在水中，盖住，可防止变色。

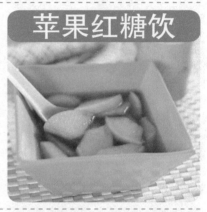

苹果红糖饮

| 材　料 | 山药15克，红糖适量，糯米50克，胡椒末少许

| 制　作 | ①山药去皮，洗净，切片。②先将糯米洗净略炒，与山药共煮粥。③粥将熟时，加胡椒末、红糖，再稍煮即可。

（医师话语）此粥具有健脾暖胃、温中止泻的功效，常食可治疗小儿脾虚久泻。

（贴心叮咛）家长平时注意小儿体格锻炼，增强体质，提高机体抵抗力，避免感染各种疾病。

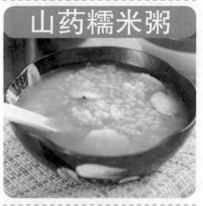

山药糯米粥

| 材　料 | 茶叶5克，莲子30克，冰糖20克

| 制　作 | ①将莲子用温水浸泡数小时后加冰糖炖烂。②将茶叶用沸水冲泡取汁后备用。③将炖好的莲子倒入茶汁拌匀，即可饮用。每日1～2次。

（医师话语）莲子是收涩药，有补脾止泻、益肾固精、养心安神的作用；冰糖是众多糖中最纯正、滋补的一种，能润肺和补中气，快速补回腹泻所丧失的元气。

（贴心叮咛）避免给小儿长期滥用广谱抗生素，以免招致耐药菌繁殖，引起肠炎。

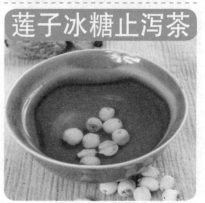

莲子冰糖止泻茶

小儿偏食

小儿不喜欢吃某种食品，或者特别讨厌吃一种食品而拒绝吃同类食品，致小儿营养不良，影响发育。小儿挑食、偏食的不良习惯，会导致营养缺失，影响身体的正常生长发育。常用于治疗小儿偏食的食物有：鲫鱼、银耳、红枣、小米以及贝类食物等。因为鱼类、贝类食物富含锌，对小儿缺锌引起的偏食有很好的效果；银耳、红枣、小米可补虚健脾，对脾胃虚弱、偏食、挑食以及营养不良者均有一定的效果。

姜橘鲫鱼汤

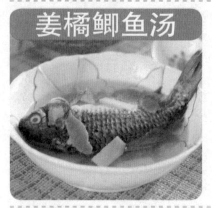

材 料 生姜片30克，鲫鱼250克，橘皮10克，胡椒末3克，盐适量

制 作 ①将鲫鱼宰杀，去内脏，洗净；橘皮洗净备用。②锅中加适量水，放入鲫鱼，用小火煨熟。③加生姜片、橘皮，稍煨一会，再加胡椒末、食盐调味即可。

医师话语 此汤可健脾化湿、开胃消食，适用于小儿偏食、食欲不振等症。

贴心叮咛 家长要重视食物的烹调，做到色、香、味俱全。循循善诱，不可急于强迫孩子进食不爱吃的食物，否则会适得其反。

银耳红枣瘦肉汤

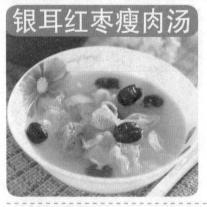

材 料 红枣10颗，银耳40克，瘦肉100克，盐适量

制 作 ①银耳泡发，瘦肉洗净切片，红枣洗净备用。②锅中加水1000毫升，大火煮开，放入银耳、瘦肉，与红枣同炖至烂熟。③加入盐调味即可。

医师话语 此汤具有益气生津、健脾补虚的功效，可改善小儿偏食、营养不良等症状。

贴心叮咛 补充足够营养，鼓励患儿多吃些蛋类、瘦肉和乳类制品。

小米粥

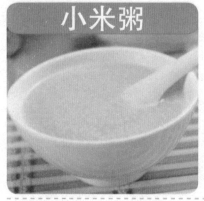

材 料 小米100克，白糖20克

制 作 ①将小米洗净，泡发备用。②锅中加水适量，放入小米用大火煲30分钟。③转用小火煲15分钟，调入白糖，煲至入味即可。

医师话语 小米既能开胃又能养胃，具有健胃消食的功效，对小儿偏食、厌食均有一定疗效。

贴心叮咛 家长要让小孩从小养成良好的饮食习惯，做到少吃零食，按时进餐，不挑食、不偏食。

小儿营养不良

小儿营养不良多因长期摄食不足或饮食不定时、偏食或神经性呕吐以及各种慢性消化性疾病导致。轻度营养不良仅表现为消瘦、面色萎黄或苍白、肌肉轻度萎缩。重度营养不良者则有身体严重消瘦，面貌衰老，头发枯黄，腹部胀大如鼓，全身其他组织机能衰退等症状。带鱼营养丰富，营养不良的小儿可经常食用。红枣、山药、牛奶富含蛋白质、钙、锌以及多种维生素，能补气血、健脾胃，对小儿营养不良有较好的效果。

| 材　料 | 陈皮10克，红枣5粒，糯米50克，带鱼50克，葱花15克，姜末10克，香油15克

| 制　作 | ①糯米洗净，泡水30分钟；带鱼洗净切块，沥干水分；红枣泡发；陈皮洗净备用。②陈皮、红枣、糯米加适量水大火煮开，转用小火煮至成粥。③加入带鱼煮熟，再拌入盐及香油，装碗后撒上葱花、姜末即可。

[医师话语] 此粥可增强食欲，放松精神，常食可改善脾胃虚弱、营养不良症状。

[贴心叮咛] 加强小儿的户外锻炼，呼吸新鲜空气，多晒太阳，增强体质。

红枣带鱼粥

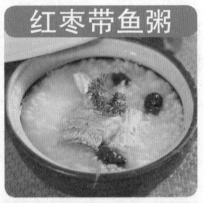

| 材　料 | 山药10克，牛奶100克，豌豆30克，麦片50克，莲子20克，白糖3克，葱5克

| 制　作 | ①麦片洗净；豌豆、莲子均洗净，泡发后将莲子的心剔除；葱洗净，切成花；山药去皮，洗净，切片。②锅置火上，加入适量清水，放入麦片，以大火煮开。③加入豌豆、莲子、山药同煮至浓稠状，再倒入牛奶煮5分钟后，撒上葱花，调入白糖，拌匀即可。

[医师话语] 此粥具有补脾养胃、宁心安神的功效，适用于小儿营养不良者。

[贴心叮咛] 小儿1岁时断乳需进食易消化食物。

牛奶山药麦片粥

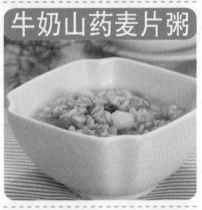

| 材　料 | 小竹笑鱼5条，醋饭70~80克，少量酱油，捣碎的生姜1小匙，切细的葱1大匙

| 制　作 | ①去掉小竹笑鱼的骨头，头部及内脏，用水洗净。②把竹笑鱼用刀切成3块，去掉腹部骨头，取出肉中的刺，剥开皮，切成约3厘米宽的薄片。③把搅拌好的醋饭放在竹笑鱼上面，把生姜和葱放在上面即可。

[医师话语] 本品具有开胃消食、健脾益气的作用，常食可防治小儿营养不良。

[贴心叮咛] 预防小儿营养不良，应从婴儿时期开始提倡母乳喂养，按年龄及时添加辅食。

竹笑鱼醋饭

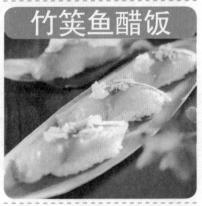

小儿便秘

小儿便秘是指小儿大便量少、干燥，粪质坚硬难于排出。排便时肛门有胀痛感，严重者会出现肛裂、出血、脱肛等症状，腹部常胀满、疼痛，精神萎靡、食欲减退。黑芝麻、核桃属于果仁类食物，果仁类均富含油脂，可润肠通便。成熟的香蕉有清热润肠的作用，对小儿便秘有较好的疗效。芹菜富含膳食纤维，常食也能加速胃肠蠕动，防治便秘。蜂蜜既补脾润肺又生津润肠，是小儿便秘常用的食疗佳品。

黑芝麻核桃粥

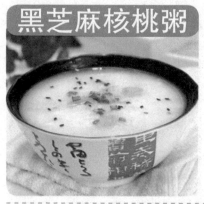

| 材　料 | 核桃仁、黑芝麻各30克，粳米100克

| 制　作 | ①将黑芝麻、核桃仁洗净，先用文火炒黄。②粳米放入锅中，倒入适量清水用武火烧沸，下入炒黄的黑芝麻和核桃仁，转中火熬煮至米粒开花，转小火煮成粥即可。

[医师话语] 本品有散结，宽肠，下气、通便的功效，对防治小儿便秘有很好的效果。

[贴心叮咛] 多食含纤维素较多的水果、蔬菜、粥类，还可以进食一些五谷杂粮，将鲜牛奶换成酸牛奶。

香蕉甜汤

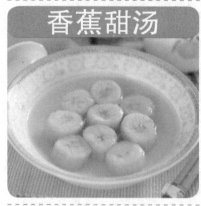

| 材　料 | 蜂蜜1匙，香蕉2根，水适量

| 制　作 | ①将香蕉去皮，切段，放入煲中。②加入少量水，隔水蒸熟。③加入蜂蜜拌匀即可。

[医师话语] 本品可清热润肠、解毒滑肠，对小儿便秘有很好的效果。

[贴心叮咛] 家长可定时、顺时针绕脐周按摩小儿腹部，可促进小儿肠道蠕动，有效防治便秘。

芹菜炒石花菜

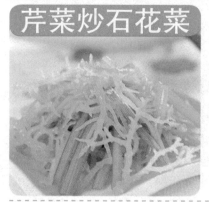

| 材　料 | 石花菜150克，芹菜100克，蒜末少许，盐3克，味精2克

| 制　作 | ①将芹菜洗净，切成段，石花菜洗净，切段。②锅中下油烧热，下蒜末、芹菜炒至断生，加入石花菜。③翻炒均匀后调入盐、味精炒熟即可。

[医师话语] 石花菜能在肠道吸收水分，使肠内物膨胀，刺激肠壁，引起便意；芹菜有促进胃肠蠕动的功效，常食也能防治便秘。

[贴心叮咛] 忌食辛辣刺激、燥热性的食物，不可久坐，多运动。

小儿遗尿

小儿遗尿是指3周岁以上的小儿，睡中小便自遗，醒后方觉的一种病症，伴有少气懒言，神疲乏力，面色苍黄，食欲不振，大便溏稀，自汗盗汗的症状。芡实、山药、莲子均有补肾固涩的作用，对肾气亏虚引起的小儿遗尿以及老年人夜尿频多均有较好的食疗效果。山茱萸、乌药均能缩尿止遗，是治疗小儿遗尿的常用药。猪肚益气补虚，可改善小儿神疲乏力、食欲不振等症。

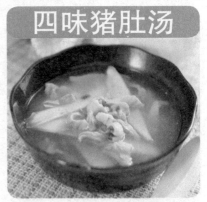

四味猪肚汤

|材　料| 益智仁10克，芡实20克，山药20克，莲子（去心）20克，猪肚1个，盐适量

|制　作| ①将猪肚洗净，切块；益智仁、芡实、山药、莲子冲洗干净。②锅中加水，放入猪肚、益智仁、芡实、山药、莲子，文火炖熟。③下盐调味即可。

[医师话语] 此汤补益脾肾、缩尿止遗，适合肾虚小儿遗尿、老年人夜尿频多患者食用。

[贴心叮咛] 对于遗尿患儿要耐心教育引导，切忌打骂责怪，鼓励患儿消除怕羞、紧张情绪，建立起战胜疾病的信心。

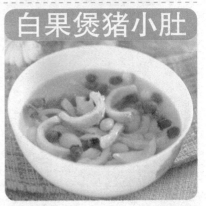

白果煲猪小肚

|材　料| 白果5枚，覆盆子10克，猪小肚100克，盐适量

|制　作| ①猪小肚洗净，切丝；白果洗净炒熟，去壳；覆盆子洗净备用。②将猪小肚、白果、覆盆子一起放入砂锅，加适量水，煮沸后改文火炖煮1小时。③以盐调味即可。

[医师话语] 此汤补肝肾、缩小便，对肝肾亏虚引起的遗尿、夜尿频多有很好的效果。

[贴心叮咛] 每日晚饭后注意控制小孩饮水量，在夜间发生遗尿之前，家长应及时唤醒小儿排尿，坚持训练1～2周。

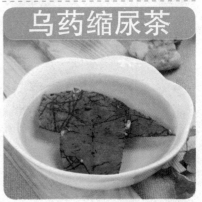

乌药缩尿茶

|材　料| 乌药叶30克，清水若干

|制　作| 将乌药叶放入清水中，加水煎浓汁。每日1剂，不拘时当茶温饮，但晚饭后不宜饮服。

[医师话语] 乌药叶性温，味辛、微苦，入脾、肺、肾、膀胱四经，能温肾化气以助膀胱收缩气化，有很好的缩尿效果。此茶能温肾补虚，对小儿因虚寒体质所致的遗尿、尿频有一定的辅助疗效。

[贴心叮咛] 小孩偶尔的遗尿，不属病理的遗尿范畴。

小儿惊风

惊风又称"惊厥"，俗名"抽风"。主要症状为突然发病，出现高热、神昏惊厥、喉间痰鸣、两眼上翻、角弓反张，可持续几秒至数分钟，严重者可反复发作甚至呈持续状态而危及生命。天麻、石决明具有平抑肝阳、熄风定惊的作用，对小儿惊风以及老年人高血压引起的眩晕等均有疗效；地龙通络止痉，对手脚震颤、抽搐、麻痹以及角弓反张有疗效。竹叶、灯芯草能清热泻火、安神定惊，还能通利小便。

天麻炖鹧鸪

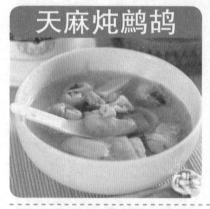

| 材　料 | 天麻片15克，生姜3片，鹧鸪1只，盐适量

| 制　作 | ①将天麻片洗净，生姜洗净切片，鹧鸪收拾干净后，斩件。②将天麻片、姜片和鹧鸪块放入炖锅，加适量清水，武火煮沸，再改用文火炖至肉熟烂。③加盐调味即可。

（医师话语）补虚强身、熄风止痉，可治疗小儿惊风、老年人中风轻症。

（贴心叮咛）小儿发病时，应让病儿在平板床上侧卧，以免气道阻塞，如发生窒息，立即口对口呼吸。

石决明小米瘦肉粥

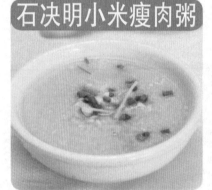

| 材　料 | 石决明10克，小米80克，瘦肉150克，料酒6克，姜丝10克，盐3克，葱花少许

| 制　作 | ①瘦肉洗净切块，用料酒腌；小米淘净；石决明洗净。②锅入油爆姜丝，放入瘦肉过油捞出；锅中入沸水，下小米、石决明，煮沸后转中火熬煮。③粥熬出香味时下瘦肉煲5分钟，加盐调味，撒上葱花即可。

（医师话语）本粥具有补虚益血、滋补强身的作用，对小儿惊风有很好的效果。

（贴心叮咛）对于牙关紧闭的小儿，可用手巾包住筷子或勺柄垫在上下牙齿间以防咬伤舌头。

竹叶灯芯定惊茶

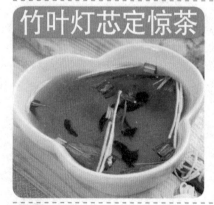

| 材　料 | 绿茶1克，竹叶3克，灯芯草1小匙，蝉衣2克

| 制　作 | 此四味加水1碗煎至半碗，每日1剂，下午当茶服饮。

（医师话语）灯芯草能清心除燥，抗菌消炎，适用于心热烦躁，小儿夜啼，惊痫。此茶能清心除烦，对小儿夜啼、小儿惊厥、烦躁不安等症有很好的预防和治疗作用。

（贴心叮咛）小儿发热时用冰块或冷水毛巾敷头和前额，抽风时切忌喂食物，以免呛入呼吸道。

小儿虫症

小儿虫症常见症状有肚脐周围疼痛，食欲不振，患儿有择食或异食癖，如喜欢吃生米或土块等。由于蛔虫能产生多种毒素，故可引起患儿精神萎靡或兴奋不安、头痛、易怒、睡眠不佳、磨牙等症状。小儿肠道寄生虫有蛔虫、蛲虫、钩虫等。常用来防治小儿虫症的中药食材有：使君子、南瓜子、榧子、槟榔等，这些药物都有杀虫作用，对肠道寄生虫有一定的抑制杀灭作用。

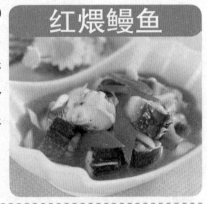

红煨鳗鱼

|材　料| 鳗鱼300克，红椒50克，南瓜子10克，葱15克，姜片15克，蒜100克，盐3克，味精1克，胡椒末1克，酱油50毫升

|制　作| ①将鳗鱼剖开，去内脏，切成筒状洗净；红椒切块；南瓜子洗净。②锅内入沸水，放入红椒块、鳗鱼和所有调味料，再加冷水，盖好盖儿烧沸后改小火煨30分钟离火。③将鳗鱼盛入盘中，去掉葱、姜、南瓜子，将锅内的原汁烧沸成浓汁浇在鳗鱼上即成。

(医师话语) 此菜可补虚羸，祛风湿、杀虫。

(贴心叮咛) 高血压、高脂血患者应少食鳗鱼。

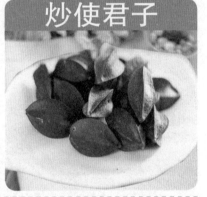

炒使君子

|材　料| 使君子250克，茶油适量

|制　作| ①选择个大、颗粒饱满、种仁色黄、味香而带油性的使君子250克。去壳，取仁。②锅内放入少量茶油，油热后放入使君子，用小火炒至香脆即可。

(医师话语) 杀虫、消积、健脾。用于辅助治疗小儿蛲虫病和小儿蛔虫病。

(贴心叮咛) 使君子不可与热茶同服。

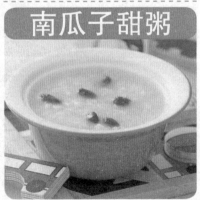

南瓜子甜粥

|材　料| 南瓜子10克，榧子10克，枸杞5克，白米70克，冰糖50克

|制　作| ①南瓜子、榧子分别洗净，放入棉布袋中包起；枸杞洗净后用水泡软备用。②白米洗净，和水800毫升、枸杞、药材包一起放入锅中，熬煮成粥，捞起药材包丢弃。③加入冰糖，煮至冰糖溶化后即可。

(医师话语) 此粥有杀虫的功效，主治绦虫、小儿蛔虫等病。

(贴心叮咛) 胃热病人宜少食南瓜子，否则会感到脘腹胀闷。

小儿夏热

夏季持续发热（体温39～40℃），口渴、尿多、汗少。起病缓慢，有夜热早凉的，也有早热暮凉的。本病在秋凉后多能自愈，有的到了第二年夏天可再度发病。患儿因持久发热，机体抵抗力降低，往往容易导致合并感染。治疗本病当清热发汗、生津止渴。金银花、栀子、薄荷均能清热泻火，太子参益气补虚、清热生津，可缓解口渴症状，冬瓜、莲子、豆腐、苦瓜都可清热，是小儿消热常用的食疗佳品。

豆腐冬瓜汤

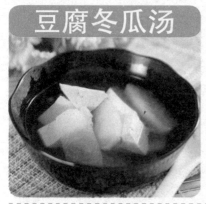

材料 葛根10克，豆腐250克，冬瓜200克，盐适量

制作 ①豆腐洗净切小块，冬瓜去皮后洗净切薄片。②葛根洗净备用。③锅中加水，放入豆腐、冬瓜、葛根，大火煮开，转用中火煮熟，熟后加盐调味即可。

医师话语 此汤具有清热解暑、除烦利尿、生津止渴的功效，对小儿夏热、口渴、汗少等症有效。

贴心叮咛 为预防小儿夏热的发生，在炎热的夏季，体弱小儿宜居凉爽通风的地方。

太子参莲子羹

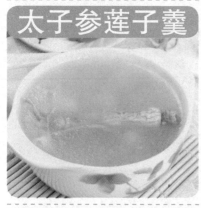

材料 太子参10克，莲子300克，冰糖、水淀粉各适量

制作 ①太子参泡软洗净，切片。②莲子洗净放碗中，加清水，上蒸笼蒸至熟烂，加入冰糖、太子参，再蒸20分钟取出。③锅内加清水，放入冰糖熬化，下入莲子、太子参，连同汤汁一起下锅，烧开后用水淀粉勾芡，盛入碗内即可食用。

医师话语 此汤具有益气补虚、生津止渴、清心泻火的功效，对气阴两虚的小儿夏热患者有较好的疗效。

贴心叮咛 体质差抵抗力弱的人也可常食。

金银花栀子清热茶

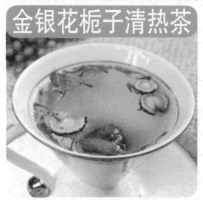

材料 金银花、栀子、山楂各15克，甘草5克

制作 ①将栀子、甘草、山楂分别洗净，放入锅内加适量水，煮约15分钟。②加入金银花续煮5分钟即可盛出，凉后代茶饮。

医师话语 中医认为，栀子性寒味苦，归心、肝、肺、胃经，泻火除烦、清热利湿、凉血解毒、除热效果极佳。此茶可清热、去火、消暑、爽身，对夏季热起到很好的缓解作用。

贴心叮咛 给患者补充营养，增强抗病能力，并常饮西瓜汁或金银花露，以清暑解热。

小儿多动症

小儿多动症即注意缺陷多动障碍，是指患儿与同龄儿童相比，有明显的注意力集中困难、注意力持续时间短暂、活动过度或冲动的一组综合征。患儿智力正常或接近正常，较难控制的动作过多，注意力不集中，情绪不稳，冲动任性，并有不同程度的学习困难障碍为临床特征的一种病症。黄芪、小麦可益气健脾，补益先天不足；小麦、莲子、百合可养心安神，有镇静的作用，可缓解多动症。

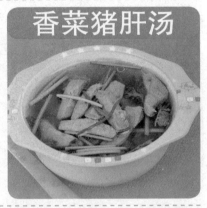

香菜猪肝汤

|材　料| 酸枣仁、党参、当归各8克，猪肝100克，香菜20克，盐6克，姜丝3克，香油4克

|制　作| ①将猪肝洗净切条焯水；香菜择洗净切段备用；酸枣仁、党参、当归洗净备用。②净锅上火倒入油，将姜丝炝香。③下入猪肝略炒，倒入水，调入酸枣仁、党参、当归、盐大火烧开，下香菜，淋香油即可。

[医师话语] 此粥具有养心安神、滋阴养肝的功效，适合小儿多动、贫血等患者食用。

[贴心叮咛] 要注意饮食均衡营养，避免发生维生素缺乏、食物过敏、糖代谢障碍等现象。

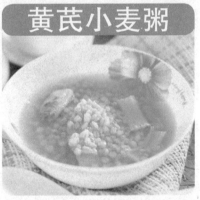

黄芪小麦粥

|材　料| 黄芪10克，小麦50克，冰糖适量

|制　作| ①将黄芪洗净切成小段，小麦洗净备用。②将黄芪与小麦一同放进锅内，加水适量，大火煮开后，转中火煮成粥。③加入冰糖拌匀，即可关火。分两次服食，早晚各一次。

[医师话语] 此粥具有安神除烦、补中益气的功效，对小儿多动症有一定的食疗作用。

[贴心叮咛] 对患儿要持耐心、关怀和爱护的态度，对其不良行为要正面地给以纪律教育。

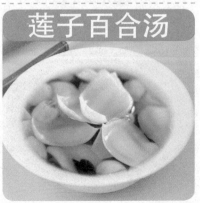

莲子百合汤

|材　料| 莲子50克，百合10克，黑豆300克，淡奶或椰汁适量，冰糖适量

|制　作| ①莲子、百合、黑豆均洗净。②锅中水烧热，下入黑豆，用大火煲半小时，撇去浮出的豆壳。③下莲子、百合，用中火煲1小时，下入冰糖，加入椰汁或淡奶即可。

[医师话语] 本品具有清心安神的功效，对小儿多动症有一定食疗作用。

[贴心叮咛] 多予小儿启发和鼓励，遇到行为治疗有成绩时要给予奖励。

小儿肺炎

小儿肺炎是临床常见病，四季均易发生，以冬春季为多。如治疗不彻底，易反复发作，影响孩子发育。小儿肺炎临床表现为发热、咳嗽、气喘，出现不同程度的呼吸困难，也有不发热而咳喘重者。常用于小儿肺炎的中药食材有：北沙参、玉竹、党参、百合、鸡蛋、银耳等。北沙参、玉竹、百合都有滋阴润肺、止咳平喘的作用，党参、银耳、鸡蛋，可益气补虚，增强体质和免疫力。

北沙参玉竹肉汤

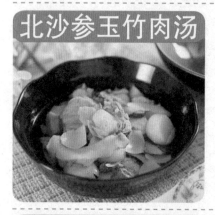

|材　料| 北沙参10克，玉竹10克，百合10克，马蹄80克，兔肉250克，盐5克

|制　作| ①北沙参、玉竹、百合洗净，浸泡1小时。②马蹄去皮洗净；兔肉斩件，洗净，入沸水锅中氽去血水。③将2000毫升清水放入瓦煲内，煮沸后加入北沙参、玉竹、百合、马蹄、兔肉，武火煲开后，改用文火煮3小时，加盐调味即可。

医师话语 此汤滋阴养肺，止咳润燥，可治阴虚干咳，虚劳久咳，肺热伤阴咳血等症。

贴心叮咛 痰多的患儿不宜食用本品。

党参百合粥

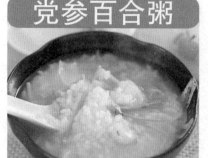

|材　料| 党参10克，百合10克，粳米100克，冰糖少许

|制　作| ①取党参洗净，切段；百合、粳米洗净备用。②百合、粳米、党参入锅，加水适量，大火煮开，中火煲煮成粥。③调入冰糖即成。

医师话语 此粥可补脾益气、润肺止咳，可辅助治疗小儿肺炎、肺虚气喘、呼吸困难等症。

贴心叮咛 汗多的肺炎患儿要及时更换潮湿的衣服，并用热毛巾把汗液擦干，这对皮肤散热及减少病菌有好处。

鸡蛋银耳浆

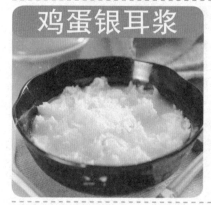

|材　料| 玉竹10克，鸡蛋1个，银耳50克，豆浆500毫升，白糖适量

|制　作| ①鸡蛋打在碗内搅拌均匀，银耳泡开，玉竹洗净备用。②将银耳、玉竹与豆浆入锅加水适量同煮。③煮好后冲入鸡蛋液，再加白糖即可。

医师话语 本品具有润肺止咳、健脾和中的功效，可改善肺结核患者阴虚盗汗、咯血症状。

贴心叮咛 注意让患儿得到合理的营养及补充足够的水分。

小儿百日咳

百日咳是小儿时期常见的一种呼吸道传染病。此病潜伏期一般是7～14天，早期可有微烧、打喷嚏，咳嗽等症状。接着咳嗽会渐渐于夜里加重，并很快演变成阵发性、痉挛性咳嗽，伴有深长的鸟鸣一样的吸气声。川贝、杏仁均可止咳化痰，但川贝清热痰，杏仁化寒痰。大蒜有消炎、抗病毒的作用，可抑制肺炎球菌等病毒。鸡蛋补益肺气，对久咳肺虚的患者有很好的食疗效果。

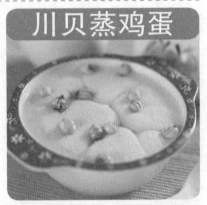

川贝蒸鸡蛋

|材　料| 川贝15克，鸡蛋2枚，盐少许

|制　作| ①川贝洗净备用。②将两个鸡蛋一起打入碗中，加入少许盐，搅拌均匀后再加水适量，再搅拌。③将川贝放入已拌好的鸡蛋中，入蒸锅蒸至蛋熟即可。可分两次食用。

(医师话语) 本品能清热化痰、生津止渴，可辅助治疗小儿百日咳、咳嗽痰多黄稠等症。

(贴心叮咛) 百日咳传染性很强，及早发现病人并隔离治疗是防止传播的最好方法。

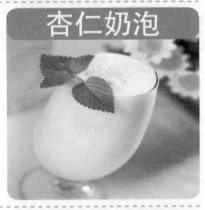

杏仁奶泡

|材　料| 杏仁20克，白果20克，沙参10克，奶粉一匙，糖水适量

|制　作| ①将杏仁、白果、沙参洗净，放入豆浆机中，加水适量，打成浆汁。②将浆汁倒入锅中，加入奶粉、糖水，边加热边搅拌，煮开后即可关火。

(医师话语) 本品具有敛肺止咳、益气养阴的功效，对小儿百日咳有一定的食疗效果。

(贴心叮咛) 痰多的患者应帮助其排除痰液，以免阻塞气道。

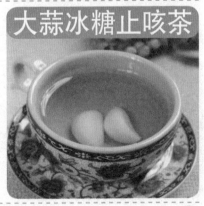

大蒜冰糖止咳茶

|材　料| 大蒜头2个，冰糖适量

|制　作| 将大蒜头捣烂加冰糖适量，沸水冲泡，滤液代茶频饮。

(医师话语) 大蒜水浸液有较强的杀菌和抑菌作用，对金黄色葡萄球菌、痢疾杆菌、结核杆菌、大肠杆菌等均有杀灭作用；冰糖甘平无毒，能和胃润肺，缓解小儿咳嗽。

(贴心叮咛) 大蒜忌与蜂蜜同煮，所以本茶不宜用蜂蜜代替冰糖。

小儿自汗盗汗

自汗是指小儿清醒时，稍一活动就全身出汗，尤以头面部为甚；盗汗是指入睡后即出汗，醒来即止，尤以上半身最为明显，表现为精神不振、形体瘦弱、胃口欠佳、面色苍白或萎黄、怕风寒、易感冒等，或面目红赤、口渴喜冷饮、手足心热、睡眠不佳、大便干燥等。西洋参可益气养阴，是气阴双补常用药。黄芪固表敛汗、益气补虚。浮小麦、五味子都是治疗自汗、盗汗的常用药。

西洋参冬瓜野鸭汤

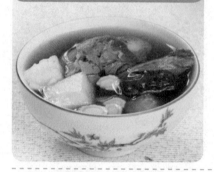

材料 西洋参片10克，石斛10克，荷梗（鲜）30克，生姜、红枣适量，冬瓜（连皮）300克，野鸭500克

制作 ①野鸭去内脏，洗净切块。②西洋参片、石斛、荷梗、生姜、红枣分别洗净，冬瓜切块。③把所有材料放入锅内，武火煮沸后，再用文火煲大约2小时，加调味料调味即可食用。

医师话语 此汤可解暑益气，用于夏季因感暑伤津气、口渴心烦、体倦乏力、自汗较多者。

贴心叮咛 患儿要勤洗澡，保持身体清洁。

黄芪牛肉粥

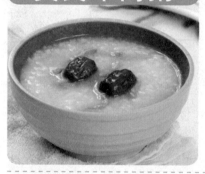

材料 黄芪10克，红枣10枚，五味子、浮小麦各10克，牛肉100克，大米30克，食盐适量

制作 ①将牛肉洗净切成小丁；黄芪、五味子、浮小麦、红枣洗净，备用。②将牛肉丁同黄芪、五味子、浮小麦放入锅中，煮半小时后，去除药材。③加入大米，用文火煮成稀粥，调入食盐即可。

医师话语 补脾健胃、益气固表。适用于脾胃气虚、饮食减少、体倦肢软、自汗盗汗等症。

贴心叮咛 家长应经常带小孩到户外运动，晒晒太阳，以增强小孩的体质。

浮小麦黑豆茶

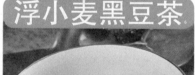

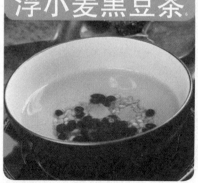

材料 黑豆、浮小麦各30克，莲子、黑枣各7颗，冰糖少许

制作 ①将黑豆、浮小麦、莲子、黑枣均洗净，放入锅中，加水1000毫升，大火煮开，转小火煲至熟烂。②调入冰糖搅拌溶化即可，代茶饮用。

医师话语 浮小麦可敛汗固表，常用来治疗自汗盗汗。本品可益气健脾、敛汗固表，对气虚、阴虚所致的盗汗、自汗症均有疗效。

贴心叮咛 每天多给予患者饮水，以维持体内正常液体量。

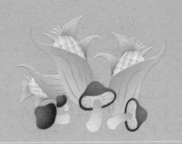

第四章
呼吸科疾病

呼吸系统是机体与外界进行气体交换的器官的总称，主要包括传送气体的呼吸道以及进行气体交换的肺两部分。呼吸道包括鼻腔、咽、喉、气管和各级支气管。呼吸系统的主要功能就是通过与外界的气体交换，从而获取生命活动所需要的氧气，并且将新陈代谢产生的二氧化碳排出体外。

呼吸系统疾病的不适症状主要有咳嗽、咳痰、咯血、气喘、呼吸困难、胸痛等等。常见的呼吸系统疾病有感冒、急性支气管炎、慢性支气管炎、支气管扩张、肺炎、哮喘、肺结核、肺气肿、肺结核、肺脓肿、肺癌等。

本章简要介绍了呼吸科各个疾病的主要症状以及对症药材和食材，并精心为患者搭配了科学合理的药膳来进行食疗。

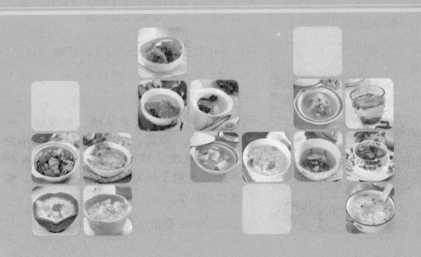

感冒

感冒常分为风寒感冒和风热感冒。风寒感冒：恶寒，发热，无汗，头颈疼痛，四肢酸痛，鼻塞，流清涕，咳嗽，痰清稀，口不渴，小便清长，舌苔薄白。风热感冒：发热重，微怕风，有汗出，咽喉肿痛，口渴喜冷饮，咳嗽痰黄，小便黄，舌苔黄。常用于风寒感冒的药材有：紫苏叶、桂枝、白芷、生姜、葱白等，以发汗散寒为主。常用于风热感冒的药材有菊花、葛根、柴胡、牛蒡等，以清热解表为主。

白芷鲤鱼汤

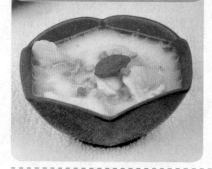

|材　料| 鲤鱼1条，白芷15克，生姜10克，葱、盐各适量

|制　作| ①将鲤鱼处理干净，取肉切片备用；白芷洗净，生姜切片，葱切段。②净锅上火倒入水，放入盐、白芷，下入鱼片煲至熟即可。

医师话语 本品具有发散风寒、解表发汗的功效，对预防和治疗风寒感冒均有较好的效果。

贴心叮咛 在杀鱼时，动作要准，不要把鱼胆划破，煮鱼时火要旺些。

葛根猪肉汤

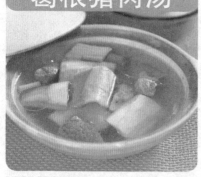

|材　料| 葛根40克，柴胡10克，猪肉250克，精盐、味精、葱花、胡椒粉、香油各适量

|制　作| ①将猪肉洗净，切成小方块；葛根洗净切块；柴胡洗净。②锅中加水烧开，下猪肉去血水。③猪肉入砂锅，煮熟后加入葛根、柴胡和盐、味精、葱花、香油等，稍煮片刻，撒上胡椒粉即成。

医师话语 本品解表散热、生津止渴，对风热感冒有一定疗效，常食可增强体质。

贴心叮咛 患者应注意保暖，多饮热开水，忌食肥腻食物，避免聚湿生痰。

紫苏甜姜祛风寒茶

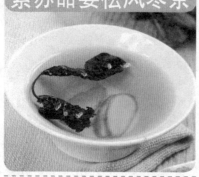

|材　料| 紫苏叶、生姜各5克，红糖15克

|制　作| 用滚水冲凉，将杯盖盖上，焖泡10分钟后即可饮用。

医师话语 紫苏叶含紫苏醛、挥发油，能散寒、理气、和胃，治感冒风寒、恶寒发热、咳嗽气喘、胸腹胀满，并能解鱼蟹毒。此茶适用于风寒感冒之头痛发热、恶心呕吐等症状。

贴心叮咛 生姜和红糖合用亦有此功效。

咳嗽……………………………………

咳嗽是呼吸系统中最常见的症状之一，当呼吸道黏膜受到异物、炎症、分泌物或过敏性因素等刺激时，即可反射性地引起咳嗽。咳嗽一般是由于呼吸道感染、支气管炎、肺炎、支气管扩张导致的。常用于治疗咳嗽的中药食材有：五味子、淮山药、蛤蚧、苏梗等。五味子、蛤蚧均有敛肺止咳的作用，适于久咳不愈致肺肾两虚的患者食用。淮山药可补肺、脾、肾三脏之气。苏梗能温里散寒，对寒咳者有较好的效果。

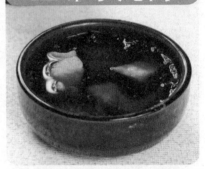

五味子炖肉

|材　料| 五味子30克，白果20克，猪瘦肉及盐适量

|制　作| ①猪瘦肉洗净，切小块。②五味子、白果洗净，备用。③将猪瘦肉、五味子、白果一起入锅，加水1000毫升炖至肉熟，加入盐调味即可。

医师话语 本品可补肺益肾、止咳平喘，适宜于肺肾气虚型久咳不愈的病人食用。

贴心叮咛 在季节交换时，要注意添加衣物，避免受凉而诱发或加重咳嗽。

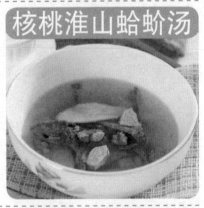

核桃淮山蛤蚧汤

|材　料| 核桃仁30克，淮山药30克，蛤蚧1个，瘦猪肉200克，蜜枣3个，盐5克

|制　作| ①核桃仁、淮山药洗净，浸泡；猪瘦肉、蜜枣洗净，猪瘦肉切块。②蛤蚧除去竹片，刮去鳞片，洗净，浸泡。③将清水2000毫升放入瓦煲内，水沸后加入核桃仁、淮山药、蛤蚧、瘦猪肉、蜜枣，武火煲沸后，改用文火煲3小时，加盐调味即可。

医师话语 此汤有益肺固肾、定喘纳气的功效，适合无外感表证的咳嗽患者食用。

贴心叮咛 避免过度疲劳，少去公共场所。

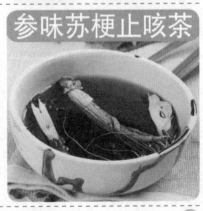

参味苏梗止咳茶

|材　料| 五味子、人参各4克，紫苏梗3克，白砂糖适量

|制　作| 将人参切薄片，苏梗切碎，与五味子共置保温杯中，用适量沸水冲泡，盖焖15分钟，代茶频饮；同时可以将参片细嚼咽下，每日1剂。

医师话语 紫苏能理气宽中，有显著的镇咳作用；五味子有很好的止咳作用。此茶益气敛肺、止咳平喘、理气舒肝，对顽固不愈的咳嗽痰多，口干舌燥等症有独到的效果。

贴心叮咛 麻疹初发的患者忌食五味子。

急性支气管炎

急性支气管炎是病毒或细菌等病原体感染所致的支气管黏膜炎症。患者起病较急，开始时病人感到疲倦、头痛、发热、全身酸痛，有刺激性干咳，伴胸骨不适感或钝痛。1～2天后即出现咳嗽，初为白色黏稠痰，后为黏液脓痰，偶有痰中带血现象。无花果、杏仁、川贝均可清肺化痰、止咳，对支气管引起的咳嗽有较好的疗效。川贝、杏仁还可滋阴润肺，对刺激性干咳或咳血有疗效。

无花果糖水

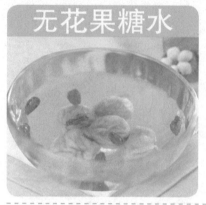

|材　料| 枸杞5克，无花果30克，冰糖适量

|制　作| ①将无花果、枸杞清洗干净。②无花果与枸杞一起放入砂煲内，加水适量，煮沸。③加入冰糖煮至溶化即可。

医师话语 本品具有祛痰理气、润肺止咳的功效，可辅助治疗急性支气管炎。

贴心叮咛 患病期间应保持室内温、湿度适宜，空气要新鲜，避免接触粉尘、刺激性气味等。

川贝梨子饮

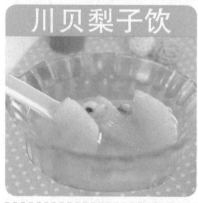

|材　料| 川贝10克，鸭梨1个，冰糖适量

|制　作| ①将川贝冲洗净。②鸭梨洗净去皮、核，切成块。③把川贝、鸭梨下入锅中，加适量的水和冰糖，煮开后再煲10分钟即可。

医师话语 此饮具有止咳、平喘、清热的功效，对肺热咳嗽、咽干口燥者有较好的食疗效果。

贴心叮咛 忌食辛辣刺激性食物以及虾蟹等过敏性食物。

杏仁润喉止咳绿茶

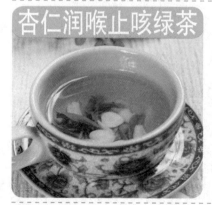

|材　料| 绿茶1~2克，甜杏仁5~9克，蜂蜜25克

|制　作| ①甜杏仁加水1000毫升，煮沸15分钟。②加入绿茶和蜂蜜，3分钟即可。每次饮200毫升，3~4小时1次。

医师话语 杏仁性平味甘，含有蛋白质、大量脂肪油及各种氨基酸，具祛痰平喘、温肺止咳，以及润肠通便、利湿解毒等疗效。临床上杏仁可消除喉咙肿胀并排痰，对慢性支气管炎也有显著的疗效。

贴心叮咛 此茶还能舒缓紧张情绪，让人心情愉快。

支气管扩张

支气管扩张是以慢性咳嗽、反复继发性细菌感染，咳大量浓痰为主要特征。部分病人反复咯血，有的是痰中带血，甚至是满口鲜血。多由支气管感染和阻塞损害了支气管壁所导致。用于支气管扩张的中药食材有桑白皮、枇杷叶、杏仁、柿子叶、粳米等。桑白皮清热化痰、宣肺平喘，枇杷叶和柿子叶均有清热止咳的作用。杏仁润肺止咳，粳米补益肺气。

桑白润肺汤

|材　料| 桑白皮20克，杏仁10克，红枣少许，排骨500克，调味料、姜适量

|制　作| ①排骨洗净，斩件，余水。②桑白皮、杏仁洗净；姜、红枣洗净，备用。③把桑白皮、杏仁、红枣、排骨、姜放入开水锅内，武火煮沸后改文火煲2小时，调味即可。

[医师话语] 此汤具有宣肺、润肺、止咳的功效，对咳嗽，咳吐黄痰有很好的疗效。

[贴心叮咛] 多给予患者高蛋白、多维生素、易消化的食物，补充机体消耗的能量，提高机体抗病能力。

枇杷叶粥

|材　料| 枇杷叶25克，粳米100克，冰糖适量

|制　作| ①将枇杷叶放入清水中洗净，去净枇杷叶毛；粳米淘洗后备用。②再放入锅中加水煎煮，至水浓缩为100毫升。③加入粳米、冰糖，再加水600毫升，煮成稀粥即可。

[医师话语] 清肺化痰，止咳降气，适用于辅助治疗急性气管炎。

[贴心叮咛] 及时清理口腔分泌物，做好口腔护理，防止口腔炎的发生。

柿叶清肺茶

|材　料| 柿叶（以秋季自然脱落者为佳）10克，绿茶2克

|制　作| ①柿叶先投入热水中浸烫，随即投入冷水中，取出晾干。②用时将柿叶和绿茶用适量沸水煎煮，饭后代茶温饮，每日1剂。

[医师话语] 柿叶含有黄酮苷、有机酸、酚类等化学成分，临床上用于清肺止咳、凉血止血、活血化瘀。对肺炎患者有一定的疗效。

[贴心叮咛] 便秘患者应少服。

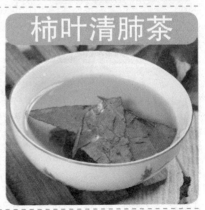

慢性支气管炎……………………

慢性支气管炎是由于感染或非感染因素引起气管、支气管黏膜及其周围组织的慢性非特异性炎症。其病理特点是支气管腺体增生，黏液分泌增多。临床表现为有连续两年以上，每年持续三个月以上的咳嗽、咳痰或气喘等症状。常用于慢性支气管炎的中药食材有：灵芝、沙参、白果、杏仁、核桃、柚子等。柚子可清肺热、滋肺阴、止咳嗽。灵芝、沙参补养肺气，白果、杏仁、核桃均可敛肺止咳、补虚化痰。

柚子炖鸡

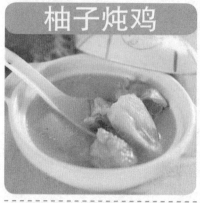

|材　料| 生姜5克，柚子1个，雄鸡1只，葱、食盐、料酒各适量

|制　作| ①雄鸡去皮毛、内脏，洗净，斩件；姜洗净，切片；柚子洗净去皮，留肉。②将柚子肉、鸡肉放入砂锅中，加入葱、姜、料酒、食盐、适量水。③将盛鸡的砂锅置于有水的锅内，隔水炖熟，即可食用。

[医师话语] 此汤具有健胃、下气、化痰、止咳的功效，对慢性支气管炎有很好的疗效。

[贴心叮咛] 冬天外出时戴口罩，多参加体育锻炼，控制食盐摄入量，忌食刺激性食品。

果仁鸡蛋羹

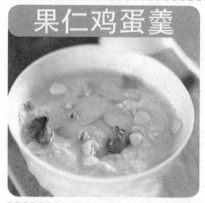

|材　料| 白果仁、甜杏仁各30克，胡核仁、花生仁各20克，鸡蛋2个，盐适量

|制　作| ①白果仁、甜杏仁、胡核仁、花生仁一起洗净炒熟，混合均匀。②置锅于火上，倒入已拌匀的鸡蛋，调入适量的水，加盐搅拌均匀。③入锅蒸至蛋熟即成。

[医师话语] 此羹具有止咳、平喘、益气补肺的功效，对咳嗽气喘、咳痰有很好的食疗效果。

[贴心叮咛] 发热、气促、剧咳者，应适当卧床休息，吸烟病人应戒烟，避免烟尘和有害气体吸入体内。

灵芝沙参缓咳茶

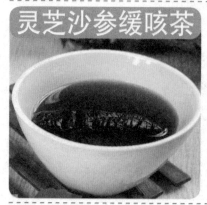

|材　料| 灵芝、百合各10克，南、北沙参各6克

|制　作| 将灵芝先用温水浸泡半小时，再加三味药同煎沸，置保温瓶中，分2~3次温饮，每日1剂。

[医师话语] 灵芝滋补，补肺止咳，对于缓解咳痰、气喘等症状有明显效果。沙参、百合均有养阴，清肺，化痰功效，对慢性支气管炎有良效。

[贴心叮咛] 患者如出现明显气促、面唇绀紫，甚至嗜睡症状，应考虑病情有变，要及时送往医院。

哮喘

发作前或有鼻痒、咽痒、打喷嚏、流涕、咳嗽、胸闷等先兆症状。发作时病人突感胸闷窒息，咳嗽，迅即呼吸气促困难，呼气延长，伴有喘鸣，为减轻气喘，病人被迫坐下，双手前撑，张口抬肩，烦躁汗出，甚则面青肢冷。发作可持续数分钟、几小时或更长。款冬花清肺化痰、止咳平喘。白果、杏仁、浙贝、猪肺均能止咳化痰、补益肺气。莱菔子是化痰的常用药。

款冬花猪肺汤

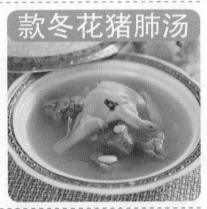

|材 料| 桑白皮20克，款冬花15克，红枣3颗，南北杏20克，猪肺300克，瘦肉300克，盐5克，姜2片

|制 作| ①款冬花、桑白皮、红枣、南北杏洗净。瘦肉洗净切块。②猪肺洗净，烧热油锅放姜片，将猪肺干爆5分钟左右。③加水，放入款冬花、桑白皮、红枣、南北杏、瘦肉，用文火煲3小时，加盐调味即可。

（医师话语）此汤清热宣肺、下气平喘、化痰止咳，对肺气肿、热哮等症有很好的效果。

（贴心叮咛）患者饮食要清淡，多吃蔬菜水果。

果仁粥

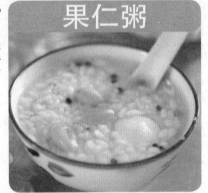

|材 料| 白果10克，浙贝母10克，莱菔子15克，粳米100克，盐、香油各适量

|制 作| ①白果、粳米、浙贝母、莱菔子洗净，一起装入瓦煲内。②加入2000毫升清水，烧开后，改为小火慢煮成粥样。③下盐，淋香油，调匀即可。

（医师话语）此粥具有下气、平喘、止咳、化痰的功效，对肺虚哮喘、喉间有痰鸣音的患者有效。

（贴心叮咛）避免接触刺激气体、烟雾、灰尘、避免剧烈运动，避免受凉及上呼吸道感染。

紫罗兰气管通畅茶

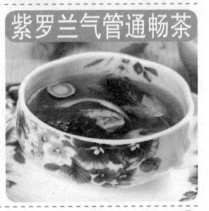

|材 料| 紫罗兰5克，甘草3片，柠檬汁10毫升，冰糖10克，柠檬皮适量，水300毫升

|制 作| 将紫罗兰、甘草置入壶中，冲入热开水，焖约4分钟；再加入柠檬汁、冰糖及柠檬皮，充分搅拌均匀即可。

（医师话语）紫罗兰属于葵科，葵科对呼吸道有益，能舒缓感冒引起的咳嗽、喉咙痛等症状，对支气管炎也有调理之效。紫罗兰的芳香还能帮助清除口腔中的异味。

（贴心叮咛）有腹泻症状的人不宜饮用此茶。

肺炎········

肺炎是指气道终末，肺泡和肺间质的炎症。其症状为：寒战、高热，呼吸急促严重者伴呼吸困难，持久干咳，可能有单边胸痛，深呼吸和咳嗽时胸痛剧烈，痰或多或少，可能含有血丝。常用于肺炎的中药食材有：冬虫夏草、鱼腥草、无花果、竹茹、金银花、粳米等。冬虫夏草、无花果、粳米均有补益肺气的作用，可增强肺脏抗炎、抗感染能力。竹茹、鱼腥草、金银花可清肺热，止咳化痰。

虫草鸭汤

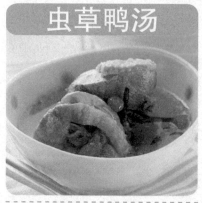

| 材　料 | 冬虫夏草2克，枸杞10克，鸭肉500克，盐6克

| 制　作 | ①鸭肉洗净入沸水中汆烫，捞出冲净。②将鸭肉、冬虫夏草、枸杞放入锅中，加水至盖过材料，以大火煮开后转小火续煮60分钟。③待鸭肉熟烂，加盐调味即成。

医师话语 此汤具有滋补肺肾、滋阴润燥的功效，对肺气虚弱的肺炎咳嗽患者有很好的防治作用。

贴心叮咛 要保持室内空气新鲜，供给易消化、营养丰富的食物及足够的饮品。

复方鱼腥草粥

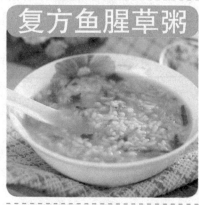

| 材　料 | 鱼腥草、金银花、生石膏各30克，竹茹9克，粳米100克，冰糖30克

| 制　作 | ①将粳米淘洗备用；鱼腥草、金银花、生石膏、竹茹洗净用水煎汤。②下入粳米及适量水，共煮为粥。③最后加冰糖，稍煮即可。

医师话语 此粥具有清热润肺、消炎化痰的功效，对肺炎咳嗽、咳吐黄痰的患者很有效果。

贴心叮咛 虚寒性肺炎患者不宜服用本品。

无花果猪肉汤

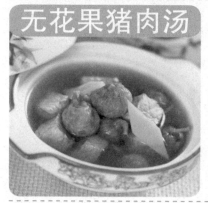

| 材　料 | 猪肉300克，无花果100克，枇杷叶2片，杏仁20克，姜3片，盐、味精各适量

| 制　作 | ①将猪肉洗净，切成四方形厚块，无花果、杏仁泡发，姜切片，枇杷叶洗净。②锅中加水烧开，下入猪肉、焯熟。③将猪肉与姜片以大火煲开，再加入无花果、杏仁、枇杷叶煲30分钟后，加入调味料即可。

医师话语 本品具有润肺止咳、清热利咽的功效，对肺热咳嗽有较好的疗效。

贴心叮咛 保持口腔卫生及呼吸道通畅，饮食丰富多样、清淡、富有营养，汤类为主。

肺结核

肺结核又称肺痨，是由于正气虚弱，感染痨虫，侵蚀肺脏所致，以咳嗽、咯血、潮热、盗汗及身体逐渐消瘦等症为主要临床表现，具有传染性的一种慢性消耗性疾病。常用于治疗肺结核的中药食材有：沙参、猪肺、墨鱼、橄榄、玉竹等。沙参、玉竹、墨鱼、猪肺均可滋阴润肺、益气补虚，对盗汗、咯血的肺结核患者有很好的效果。橄榄清肺止咳、利咽。

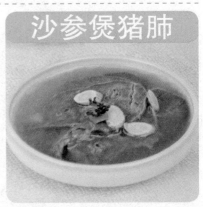

沙参煲猪肺

|材　料| 沙参片12克，猪肺300克，食用油适量，盐6克

|制　作| ①将猪肺洗净，切块，入沸水中氽水。②沙参片洗净备用。③净锅上火，加适量油，倒入水，调入盐，水开后，下入猪肺、沙参片煲至熟即可。

(医师话语) 本品具有滋阴补气、润肺止咳的功效，常食可改善咯血、潮热、盗汗症状，还可增强患者体质。

(贴心叮咛) 发热的结核病患者应注意多卧床休息，注意保暖，注意口腔卫生。

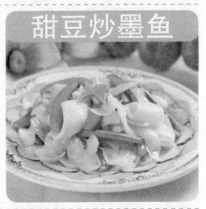

甜豆炒墨鱼

|材　料| 百合100克，甜豆100克，墨鱼150克，味精、白糖、盐、生粉、蒜片、姜片、葱白各适量

|制　作| ①百合洗净掰成片，甜豆洗净，墨鱼洗净切片。②烧锅下油，放入姜、蒜、葱炒香，加入百合、甜豆、墨鱼片一起翻炒。③加入其余调味料炒匀，用生粉勾芡即可。

(医师话语) 墨鱼可滋阴止血，益气补虚，百合滋阴润肺，二者同用对肺结核咳血颇有疗效。

(贴心叮咛) 患者在公共场所应戴口罩，避免对着他人咳嗽、打喷嚏，以免把病菌传染给别人。

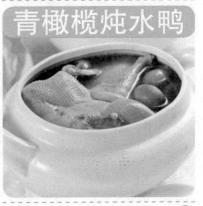

青橄榄炖水鸭

|材　料| 水鸭1只，青橄榄8粒，沙参15克，玉竹8克，花雕酒3毫升，生姜2片，食盐、鸡精各适量

|制　作| ①将水鸭脱毛，去内脏，在背部开刀；青橄榄、沙参、玉竹均洗净备用。②将所有药材同水鸭一起放入炖盅内炖4小时。③在炖好的汤中加入所有调味料即可。

(医师话语) 本品具有滋阴润燥、益气补虚的功效，可辅助治疗肺结核。

(贴心叮咛) 患者尽可能与家人分床、分食，饭后餐具先煮沸再擦洗。

肺气肿

早期可无症状或仅在劳动、运动时感到气短，逐渐难以胜任原来的工作。随着肺气肿的发展，呼吸困难程度随之加重，以致稍一活动甚或完全休息时仍感气短。此外还伴有咳嗽、咳痰、乏力、体重下降、食欲减退、胸部胀满呈桶状胸等现象。蒲公英、金银花、枇杷可清肺热，常用于肺气肿初期的患者。杏仁、核桃可润肺止咳，补益肺气，对咳嗽、气短有良好的效果。

蒲公英金银花饮

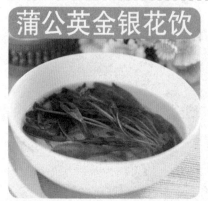

材 料 鱼腥草30克，蒲公英20克，金银花15克

制 作 ①将鱼腥草、蒲公英、金银花洗净，备用。②把材料放进锅中，加水1000毫升，水开后，再煎煮5分钟即可。③待凉后分2次当茶饮用。

医师话语 本品清热解毒、化痰排脓，可治疗肺炎、肺气肿、肺脓肿、支气管炎等症。

贴心叮咛 根据体力，病人可积极参加一些适当的体育活动。如慢跑，太极拳，柔软操，步行等，能增进身体健康。

枇杷桑白茶

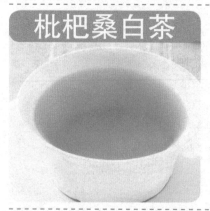

材 料 枇杷叶10克，桑白皮15克，葶苈子、瓜蒌各10克，梅子醋30毫升

制 作 ①把枇杷叶、桑白皮、葶苈子、瓜蒌洗净放锅里，加水600毫升。②用文火将600毫升水煮至300毫升。③取汁去渣，待冷却后加上梅子醋即可。

医师话语 本品化痰止咳、宣肺平喘，可辅助治疗肺气肿、肺脓肿，症见咳嗽、痰多黄稠腥臭、喘息气促等。

贴心叮咛 肺气肿病人肺部感染时，要卧床休息，遵照医嘱积极抗炎，解痉平喘，按时服药。

核桃杏仁白果泥

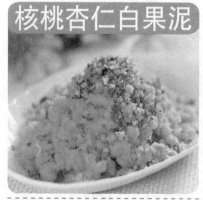

材 料 核桃仁50克，杏仁30克，白果30克，玉米粉250克，鸡蛋一个，糖5克

制 作 ①将核桃仁、杏仁、白果入锅炒香后擀碎。②锅中加油烧热，下玉米粉以小火炒香。③鸡蛋打碎，加入适量清水搅匀，倒入玉米粉中，继续用小火炒，最后撒上炒好的核桃杏仁白果粒，调入糖拌匀即可。

医师话语 本品具有止咳化痰、补肺益肾，对肺气虚弱的肺气肿患者颇有疗效。

贴心叮咛 肺气肿患者过冬可适当加些温里散寒的药物，如吴茱萸、干姜、肉桂等。

肺脓肿

肺脓肿是多种病原菌感染引起的肺组织化脓性炎症，导致组织坏死、破坏、液化形成脓肿。以高热、咳嗽、咳大量脓臭痰为主要临床特征。患者起病急骤，有畏寒、高热现象，体温达39～40℃，伴有咳嗽、咳黏液痰或黏液脓性痰。炎症累及壁层胸膜可引起胸痛，且与呼吸有关。病变范围大时可出现气促。此外还有精神不振、全身乏力、食欲减退等全身中毒症状。桔梗、桑白皮、鱼腥草可宣肺化痰排脓，杏仁、枇杷可宣肺止咳。

|材　料| 菊花5朵、桔梗10克，雪梨1个，冰糖适量

|制　作| ①将菊花、桔梗加水800毫升煮开，转小火继续煮10分钟，去渣留汁入冰糖调匀，盛起待凉。②梨子洗净削皮后，梨肉切丁，加入已凉的汤中即可。

（医师话语）本品具有清肺祛痰、止咳排脓的功效，还可抗炎消肿止痛，对肺脓肿颇有疗效。

（贴心叮咛）对于卧床患者，家属应定期给患者翻身，每天擦洗，按摩手足，以防止褥疮发生。

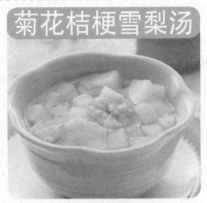

菊花桔梗雪梨汤

|材　料| 桑白皮5克，南杏仁10克，鱼腥草10克，绿茶12克，冰糖20克

|制　作| ①将南杏仁洗净打碎。②桑白皮、绿茶、鱼腥草洗净，与南杏仁一起加水600毫升，煎成汁，留汁去渣。③再加入冰糖搅拌溶化，即可饮服。

（医师话语）本品有宣肺平喘、止咳化痰的功效，可辅助治疗咳嗽痰多等症。

（贴心叮咛）病情较严重者，建议痰液引流或手术治疗。

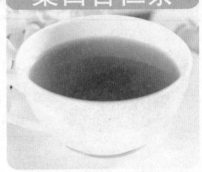

桑白杏仁茶

|材　料| 枇杷4个，金银花、沙参各15克，糖水适量

|制　作| ①将金银花、沙参放入锅中，加水适量，大火煮10分钟即可关火，将药汁倒出备用，②将枇杷切开去核，去皮，放入搅拌机中，倒入药汁、糖水一起搅拌均匀即可。

（医师话语）本品清热润肺、止咳化痰，对肺脓肿初期的患者有一定食疗效果。

（贴心叮咛）患者家属应积极帮助其排出痰液，以免痰阻气管，引起呼吸困难进而窒息。

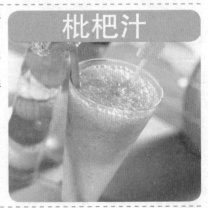

枇杷汁

肺癌

肺癌在早期并没有什么特殊症状，仅为一般呼吸系统疾病所共有的症状，如咳嗽、痰血、低热、胸痛、气闷等，但偶尔有肩背痛，声音嘶哑等现象。晚期病人除有上述症状外，还伴有胸口疼痛、呼吸困难、吐血痰，甚至出现恶液质的症状。冬虫夏草、西洋参有补肺气，抗癌的功效；北沙参、川贝可滋肺阴、止咳化痰；薏米、杏仁、葶苈子能宣肺、止咳、排脓。

茶树菇蒸斑鸠

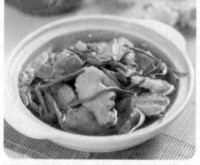

| 材　料 | 斑鸠300克，茶树菇100克，北沙参15克，盐、味精、鸡精、酱油各适量

| 制　作 | ①斑鸠杀后去毛、去内脏洗净，斩块；茶树菇泡发后洗净泥沙；北沙参洗净切片。②将盐、味精、鸡精与酱油调兑汁。③茶树菇、北沙参沥干装入盘中，将斑鸠放在上面，淋上兑汁，入笼蒸20分钟至熟即可。

（医师话语）本品可益气补虚，防癌抗癌，还能止咳祛痰，对肺癌患者有很好的食疗效果。

（贴心叮咛）饮食丰富多样、清淡、富有营养，汤类为主，配合水果、新鲜蔬菜。

补肺阿胶粥

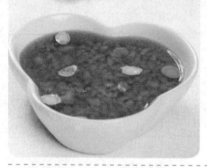

| 材　料 | 阿胶15克，杏仁10克，蜜制马兜铃5克，西洋参3克，川贝、葶苈子、薏米各5克，大米50克，白糖适量

| 制　作 | ①西洋参研成粉末，阿胶溶化为汁，大米淘洗备用。②将杏仁、马兜铃、川贝、葶苈子、薏米洗净先煎，去渣，取上清汁。③加入大米，用文火煮成稀粥，熟时调入西洋参末、阿胶汁、白糖即可。

（医师话语）补中益气、养阴润燥、清肺降气、止咳平喘，适合肺癌患者食用。

（贴心叮咛）可以轻微活动的患者可慢走、散步。

冬虫夏草养肺茶

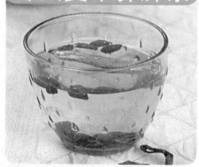

| 材　料 | 冬虫夏草6克，西洋参6克，北沙参6克，枸杞6克，水适量

| 制　作 | ①将冬虫夏草研磨成粉末备用。②然后将冬虫夏草、西洋参、北沙参、枸杞放入杯中，冲入约500毫升的沸水。③静置数分钟后即可饮用。

（医师话语）有补虚损、益精气、止咳嗽、补肺肾、防癌抗癌之功效，适合肺癌患者。

（贴心叮咛）卧病在床时家人要定期给患者翻身，每天擦洗，按摩手足。可用红花酒精涂抹受压部位，防止褥疮发生。

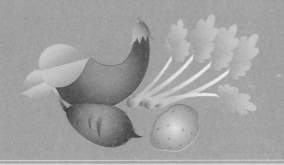

第五章
消化科疾病

消化系统由消化道和消化腺两部分组成，包括口腔、咽、食管、胃、小肠、大肠，以及开口于消化道各段的消化腺，如肝脏、胰腺、唾液腺等。

消化科包括消化内科和消化外科，治疗的疾病包括食管、胃、肠、肝、胆、胰以及腹膜、肠系膜、网膜等脏器的疾病。

消化系统疾病多为慢性病，病程较长，容易反复发作，因此，其对病人的影响较大。常见的消化系统疾病有：厌食症、急性胃炎、慢性胃炎、胃及十二指肠溃疡、胃下垂、胃酸过多症、胃癌、便血、急性肠炎、慢性肠炎、便秘、痢疾、痔疮、甲肝、乙肝、黄疸、胆结石、脂肪肝、肝硬化、肝癌、胃癌、食管癌、直肠癌等。

本章简要介绍了消化科各个疾病的主要症状以及对症药材和食材，并精心为患者搭配了科学合理的药膳来进行食疗。

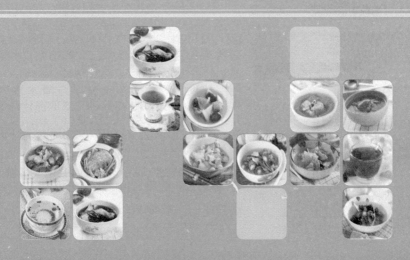

厌食症

厌食是指较长时期食欲减退或消失的症状。常见病因有不良饮食习惯，感染胃肠道疾病，代谢、内分泌疾病及营养障碍，包括近年较为增多的维生素A、D中毒等。主要的症状有呕吐、食欲不振、腹泻、便秘、腹胀、腹痛和便血等。黄芪、陈皮可理气健脾，改善脾胃气虚、气滞引起的食欲不振；山楂开胃消食；厚朴行气燥湿，可改善呕吐、腹泻。苹果可帮助消化，促进胃肠蠕动。牛腩、土豆能补充能量，增强体质。

开胃罗宋汤

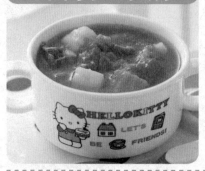

| 材　料 | 五味子10克，黄芪10克，牛腩100克，洋葱200克，红萝卜100克，土豆200克，西红柿250克，盐3克，番茄酱5克

| 制　作 | ①五味子、黄芪洗净备用。②牛腩洗净切小块，用热水汆烫；洋葱、红萝卜、土豆分别切块；西红柿切块，备用。③以上所有材料一起放入锅中，加水2000毫升，大火煮滚后转小火煮至熟透，调入盐即可。

| 医师话语 | 此汤有健脾消食的功效，可增进食欲，帮助消化。

| 贴心叮咛 | 养成良好的饮食习惯。

西红柿焖冬瓜

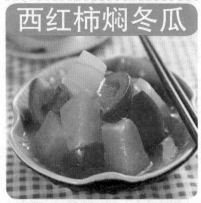

| 材　料 | 冬瓜500克，西红柿2个，白术10克，盐5克，味精3克，甘草粉适量

| 制　作 | ①冬瓜去籽、皮，洗净，切片或块，西红柿洗净去蒂，切块。②炒锅入油，放入姜蓉炒香，再放入西红柿块翻炒半分钟。③放入冬瓜、白术、味精和甘草粉翻炒几次后加盖焖煮，再开盖翻炒至冬瓜熟透即可。

| 医师话语 | 此菜有助于清热解毒、促进肠胃消化，调整肠胃功能，还可养颜美容。

| 贴心叮咛 | 白术用于脾胃虚弱，食少胀满，泄泻。对厌食有很好的食疗功效。

厚朴蔬果汁

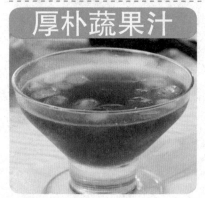

| 材　料 | 厚朴8克，陈皮10克，西芹30克，苜蓿芽10克，菠萝35克，苹果35克，水梨35克，八宝粉、梅子浆、蓝莓各1小匙

| 制　作 | ①厚朴、陈皮洗净与清水置入锅中。②以小火煮沸约2分钟，滤取药汁降温备用。③全部材料洗净，切成小丁状，放入果汁机内搅打均匀，倒入杯中，加入药汁混合即可饮用。

| 医师话语 | 除胀解腻、增强活力、化湿运脾，适合厌食、食积腹胀、口中黏腻等症的患者食用。

| 贴心叮咛 | 增加锌的摄入量，增强食欲。

急性胃炎

急 性胃炎是由多种病因引起的急性胃黏膜炎症。其主要症状为胃部正中偏左或脐周压痛，呈阵发性加重或持续性钝痛，伴腹部饱胀、不适，少数病人出现剧痛现象。轻者仅有腹痛、恶心、呕吐、消化不良；严重者可有呕血、黑粪甚至失水以及中毒、休克等。常用来治疗急性胃炎的中药食材有：山药、茯苓、柚子、罗汉果、金银花、藿香等，这些食物对急性胃炎均有疗效，既健脾胃又化湿止呕。

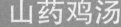

山药鸡汤

| 材　料 | 山药60克，白芍10克，枸杞5克，鸡肉40克，盐适量

| 制　作 | ①白芍、枸杞洗净，备用。山药去皮，洗净，切块状，放入热水中稍煮，备用。②鸡肉洗净，放入沸水中氽去血水。③锅中加入适量水，将山药、鸡肉放入，水沸腾后，转中火煮至鸡肉烂，加枸杞，调入盐即可食用。

医师话语 具有补脾养胃、补肺益肾的功效，适合脾胃气虚型急性胃炎患者食用。

贴心叮咛 注意饮食卫生，不暴饮暴食。

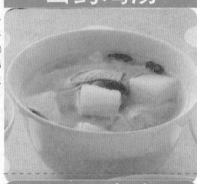

罗汉果瘦肉汤

| 材　料 | 罗汉果1只，枇杷叶15克，猪瘦肉500克，盐5克

| 制　作 | ①罗汉果洗净，切成碎块。②枇杷叶洗净，浸泡30分钟，猪瘦肉洗净，切块。③将清水2000毫升放入瓦煲内，煮沸后加入以上猪瘦肉、罗汉果、枇杷叶，武火煲开后，改用文火煲3小时，加盐调味。

医师话语 对于辅助治疗急性气管炎、急性扁桃体炎、咽喉炎、急性胃炎都有很好的疗效。

贴心叮咛 剧烈运动后不要马上进食。

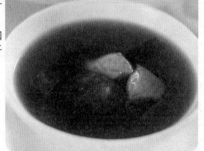

柚子茶

| 材　料 | 柚子果酱1大匙，开水1杯

| 制　作 | ①把柚子切成薄片放入容器中，然后放入蜂蜜，放在阴凉处腌渍15天。②把1小匙柚子果酱放入1杯开水中浸泡即可饮用。

医师话语 柚子有利于消化，健胃，祛痰，消除不好的气。有利于胃炎等消化障碍。

贴心叮咛 进餐前不要大量喝水或饮料，以免冲淡消化液和胃酸，降低胃的防御能力。

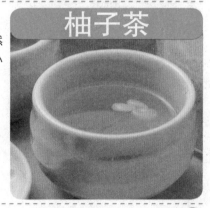

慢性胃炎······

慢性胃炎是指由各种原因引起的胃黏膜炎症。主要症状为中上腹疼痛，多为隐痛，常为饭后痛，因进冷食、硬食、辛辣或刺激性食物引起或使症状加重。上腹饱胀，患者进少量食物，甚至空腹时，都觉上腹饱胀。嗳气反酸，偶尔伴有烧心、恶心、呕吐、食欲不振、乏力等。党参补益脾胃，生姜温胃散寒，白芍柔肝和胃止痛，鳝鱼、木瓜和胃祛湿，焦米健胃消食。米醋对胃酸过少的慢性胃炎有较好的食疗作用。

党参鳝鱼汤

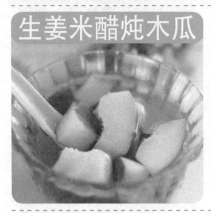

|材　料| 鳝鱼200克，党参20克，红枣10克，佛手5克

|制　作| ①将鳝鱼杀死，去内脏，洗净切段。②党参、红枣、佛手洗净，备用。③把全部用料加适量清水，武火煮沸后，文火煮1小时，调味即可。

【医师话语】温中健脾，行气止痛，可用于治疗脾胃气虚型胃炎疼痛症状。

【贴心叮咛】食宜定时定量：每日三餐应按时进食，且不宜吃得过饱。正餐之间可少量加餐，但不宜过多，以免影响正餐。

生姜米醋炖木瓜

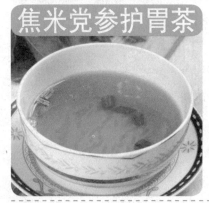

|材　料| 生姜5克，白芍5克，木瓜100克，米醋少许

|制　作| ①木瓜洗净，切块；生姜洗净，切片；白芍洗净，备用。②将木瓜、生姜、白芍一同放入砂锅。③加米醋和水，用文火炖至木瓜熟即可。

【医师话语】补气益血，解郁调中，祛风散寒，消积解毒，可用于胃酸分泌过少所致的慢性胃炎。

【贴心叮咛】主食、蔬菜及鱼肉特别是豆类、花生等都要煮透软烂，便于消化吸收。

焦米党参护胃茶

|材　料| 大米50克，党参25克

|制　作| 将大米炒焦黄，加党参，加四碗水，共煮煎至二碗，温服，隔日1剂。

【医师话语】经过炒制后的大米中含少量的细小炭粒，可吸收过多的胃酸、胃气及毒素等，对胃有较好的保护和调养作用。

【贴心叮咛】慢性胃炎者忌服浓茶、浓咖啡等有刺激性的饮料。

胃及十二指肠溃疡……

胃及十二指肠溃疡是极为常见的疾病，它的局部表现是位于胃及十二指肠壁的局限性圆形或椭圆形的缺损。临床特点为慢性、周期性、节律性的上腹疼痛，胃溃疡的痛多发生在进食后半小时至一小时；十二指肠溃疡的痛则多出现于食后三至四小时。轻微者有反胃、呕吐、疼痛等症状，严重者可因消化道大量出血导致休克。白芍、佛手、元胡、郁金均能疏肝解郁、理气止痛。甘草、椰子可滋阴益胃、中和胃酸。

白芍椰子鸡汤

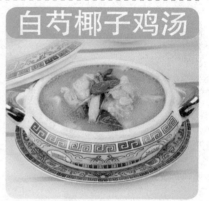

|材　料| 白芍10克，椰子100克，母鸡肉150克，菜心30克，盐5克

|制　作| ①将椰子洗净，切块；白芍洗净备用。②母鸡肉洗净斩块，汆水备用；菜心洗净。③煲锅上火倒入水，下入椰子、鸡块、白芍，煲至快熟时，调入盐，下入菜心煮熟即可。

【医师话语】 此汤具有清热解毒、补血柔肝、缓中止痛的功效，可辅助治疗胃及十二指肠溃疡。

【贴心叮咛】 生活及饮食规律，防止疲劳。

佛手元胡猪肝汤

|材　料| 佛手9克，元胡9克，制香附6克，猪肝100克，盐、姜丝、葱花各适量

|制　作| ①将佛手、元胡、制香附洗净，备用。②放佛手、元胡、制香附入锅内，加适量水煮沸，再用文火煮15分钟左右。③加入已洗净切好的猪肝片，放适量盐、姜丝、葱花，熟后即可食用。

【医师话语】 此汤具有行气止痛、舒肝和胃的功效，可辅助治疗胃及十二指肠溃疡。

【贴心叮咛】 尽量避免抽烟、喝烈酒、长期熬夜，减少对过浓咖啡等刺激性食物的依赖。

郁金甘草养胃解郁茶

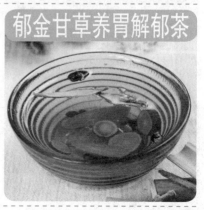

|材　料| 郁金10克，香附30克，甘草15克

|制　作| 将三味药材放砂锅内，加水1000毫升煮沸20分钟，取汁代茶饮。每日1剂，分2次饮服，连用25~35日可获明显疗效。

【医师话语】 郁金能行气解郁、凉血破瘀，对腹胀及胃溃疡有良效。常备此茶，能行气解郁，防止一般胃病继续恶化而形成胃溃疡。适用于虚寒性胃痛、慢性胃炎及胃溃疡等症。

【贴心叮咛】 少食易胀气的食物，如淀粉含量较高的红薯、藕、土豆等。

胃下垂

胃下垂是指站立时，胃的下缘达盆腔，胃小弯弧线最低点降至髂嵴连线以下。多见于体质虚弱以及瘦长体型的人群。常有如下症状：上腹部有胀满感、沉重感、压迫感，腹部持续性隐痛，常于餐后发生恶心、呕吐，伴有顽固性便秘。党参、黄芪、白术、升麻均可补益中气、升提内脏，对脾胃气虚下陷导致内脏下垂的患者有很好的疗效。猪肚、牛肉可健脾胃、强体力。苍术、厚朴可健脾化湿，止呕吐。

参芪炖牛肉

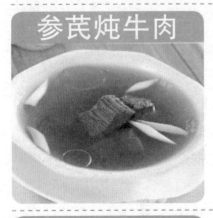

|材　料| 党参、黄芪各20克，升麻5克，牛肉250克，调味料、姜片、黄酒各适量，盐3克，香油、味精适量

|制　作| ①牛肉洗净切块。②党参、黄芪、升麻分别洗净，同放于纱布袋中，扎紧袋口。③将药袋与牛肉同放于砂锅中，注入清水500毫升，烧开后，撇去浮沫，加入姜片和黄酒，炖至酥烂，捡出药纱袋，下盐、味精，淋麻油即可。

（医师话语）此汤有补气固表、益脾健胃的功效。

（贴心叮咛）加强自我保养和锻炼，增强体质。

白术猪肚粥

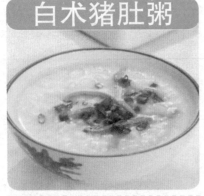

|材　料| 白术20克，升麻10克，猪肚100克，大米80克，盐3克，鸡精2克，葱花5克

|制　作| ①大米淘净，浸泡半小时后，捞起沥干水分；猪肚洗净，切成细条；白术、升麻洗净。②大米入锅，加入适量清水，以旺火烧沸，下入猪肚、白术、升麻，转中火熬煮。③待米粒开花，改小火熬煮至粥浓稠，加盐、鸡精调味，撒上葱花即可。

（医师话语）此粥具有补脾益气的功效，适用于胃下垂、子宫脱垂等症。

（贴心叮咛）胃下垂患者饮食调养方面要定时定量，少食多餐。

苍术厚朴平胃茶

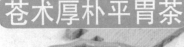

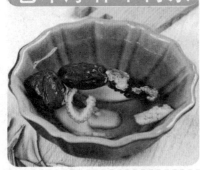

|材　料| 苍术15克，厚朴、陈皮各9克，甘草4克，生姜2片，大枣2枚

|制　作| ①将苍术、厚朴、陈皮、甘草切剁捣压成末，混匀。②每次取10~15克，装入纱布包，放入保温杯中。③加入生姜2片，大枣2枚，冲入适量沸水，盖紧杯盖，焖15分钟，分3次饮用。

（医师话语）苍术除湿运脾，厚朴行气化湿、消除胀满；苍术、厚朴合用有增加肠蠕动作用，治疗脘腹胀满效果较好。

（贴心叮咛）胃热内盛，口干舌红者忌用。

胃酸过多症 ....

胃 酸过多症是由于用脑过度，摄取食物过多，喜欢抽烟喝酒，进食刺激性食物，致使胃黏膜受到刺激，胃酸分泌量超过正常的病症。主要症状有：经常嗳气、吞酸、胸闷，空腹时胃有烧灼感或疼痛等。常用来治疗此病的食物有：草果、陈皮、薏米、甘草、羊肉、白扁豆等。草果、薏米、白扁豆可健脾化湿和胃；陈皮行气止痛。羊肉可中和胃酸，保护胃黏膜，还能温胃散寒。甘草可滋胃阴，保护肠胃。

|材 料| 薏米200克，草果4个，羊肉200克，盐5克

|制 作| ①将薏米洗净，放入锅中，加入适量清水，煮至半熟。②将羊肉和草果洗净，再一同放入锅内，武火熬煮至羊肉熟透。③将羊肉切成小块，与草果一起放入薏米汤内，加盐少许，调匀，即可食用。

（医师话语）温中散寒、和中健脾。适用于脾胃虚寒之腹胀、腹痛等症。

（贴心叮咛）饮食要规律，少食多餐。尽量不要让身体出现饿到胃痛的情况。

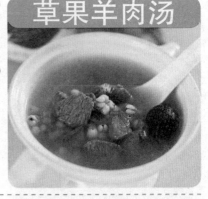

草果羊肉汤

|材 料| 陈皮5克，高良姜10克，白扁豆5克，粳米50～100克，盐少许

|制 作| ①将陈皮、高良姜洗净，捣为末。②放入锅中，加水煎煮15分钟，去渣取汁备用。③粳米、白扁豆洗净入锅煮粥，临熟，入盐少许，煮烂后即可关火。分早、晚两次服食。

（医师话语）此汤具有理气、温中、健胃的功效。用于脾胃虚弱、食欲不振等病症。

（贴心叮咛）胃酸过多患者宜食碱性食物，少食酸性的食物。

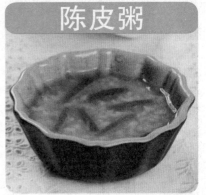

陈皮粥

|材 料| 甘草10克，茶叶5克

|制 作| 将甘草、茶叶放入壶中，加水煮沸10分钟左右，即可饮用。

（医师话语）甘草和中缓急，润肺解毒。用于脾胃虚弱、胃酸过多等症。

（贴心叮咛）不宜过量饮用，会引起中毒。

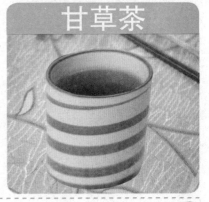

甘草茶

胃癌........

早期胃癌百分之七十以上无明显症状，随着病情的发展，可逐渐出现类同于胃炎或胃溃疡的症状，包括上腹部饱胀不适或隐痛、泛酸、嗳气、恶心，偶有呕吐、食欲减退、消化不良、黑便、乏力、消瘦或进行性贫血等。中晚期胃癌可见胃区咬齿性疼痛。黄芪、当归、白芍可益气补血，改善患者消瘦贫血，身体虚弱等症状，还能缓解疼痛。炒麦芽、神曲、乌梅可健胃消食，除腹胀。

红椒黄豆

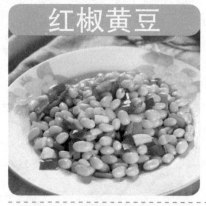

材　料 黄豆400克，红辣椒2个，青辣椒2个，核桃2个，蒜3瓣，葱2根，姜1块，油、盐、鸡精适量

制　作 ①将红辣椒、青辣椒洗净后切成丁状；核桃去壳取肉，蒜切片，姜切末，葱切成葱花备用。②锅中水煮开后，放入黄豆煮熟，捞起沥干水分。③锅中留少许底油，放入蒜片、姜末爆香，加入黄豆、核桃仁、红辣椒、青辣椒炒熟，调入盐、鸡精炒匀即可。

医师话语 此菜对气血亏虚、身体消瘦的胃癌患者有食疗功效。

贴心叮咛 定期复查，积极乐观。

养血止痛粥

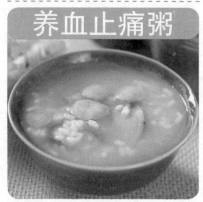

材　料 黄芪15克，当归15克，白芍15克，红糖适量，粳米100克

制　作 ①将黄芪、当归、白芍洗净，入锅加水煎煮10分钟。②再将粳米淘洗干净，放入锅中煮粥。③待粳米熟烂后加入适量红糖继续稍煮片刻即可。

医师话语 补气血、健脾胃、止疼痛，对身体消瘦、气血亏虚、胃脘疼痛剧烈的胃癌患者有疗效。

贴心叮咛 Ⅱ、Ⅲ期胃癌病人要继续接受化疗和中药治疗，加强营养，多进抗癌饮食。

麦芽乌梅饮

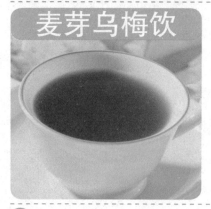

材　料 山楂10克，炒麦芽15克，乌梅2粒，寡糖30克

制　作 ①将山楂、乌梅、炒麦芽洗净，备用。②置锅于火上，加水1000毫升，将以上药材放入锅中，水煮沸后小火续煮20分钟。③滤去药渣，加入寡糖调味即可。

医师话语 本品具有利湿通淋，改善胃肠胀气的功效，适合胃大部分切除术后的胃癌患者食用。

贴心叮咛 增强体质锻炼，有助于康复。

便血

血液从肛门排出，大便带血，或全为血便，颜色呈鲜红或暗红的柏油样，均称为便血。一般见于下消化道出血，特别是结肠与直肠出血，但偶尔可见上消化道出血。中医认为大凡便血，致病原因有二：一是脾虚不能统血，二是湿热下注伤损大肠阴络。白及能止血、敛疮生肌，三七既活血又止血，止血不留瘀，祛瘀不伤正。槐花、生地黄凉血止血，适合热性出血症。

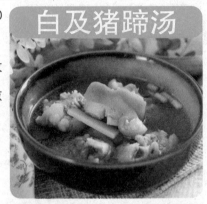

白及猪蹄汤

|材　料| 白及10克，三七10克，猪蹄600克，姜片、葱花、料酒各适量

|制　作| ①将猪蹄洗净，斩件；三七捣碎。②把白及、三七、姜片、料酒、猪蹄一同放入锅中。③加水1000毫升，大火煮开后，转小火煮3小时至猪蹄烂熟为止，再加入葱花、盐即可。

[医师话语] 此汤有止血消肿、散瘀止痛的功效，适合便血、胃肠出血等症的患者食用。

[贴心叮咛] 白及性微寒，外感咳血，肺痈初期及肺胃有实热者忌服。

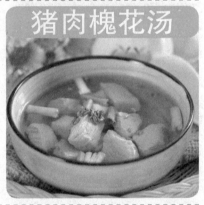

猪肉槐花汤

|材　料| 槐花15克，猪肉500克，生姜、盐各适量

|制　作| ①将猪肉洗净，切块；生姜洗净切片。②将猪肉与生姜、槐花同放入锅中，先武火煮沸，再文火炖煮。③肉熟烂后停火，加盐等调味即可。

[医师话语] 此汤具有清肠止血的功效，适用于辅助治疗便血等症。

[贴心叮咛] 不要长时间坐在椅子上不动，每小时至少起身运动5分钟。

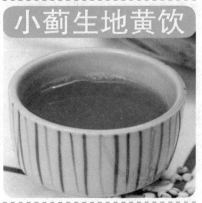

小蓟生地黄饮

|材　料| 小蓟5克，生地黄10克，金银花10克

|制　作| ①将材料放进茶壶中，倒入开水。②浸泡约20分钟后即可饮用。

[医师话语] 小蓟凉血止血，祛瘀消肿。用于衄血，吐血，尿血，便血；崩漏下血，外伤出血，痈肿疮毒等症。生地黄有清热凉血、益阴生津之功效。此饮对便血有很好的食疗作用。

[贴心叮咛] 小蓟性凉，脾胃虚寒而无瘀滞者忌服。

急性肠炎

急性肠炎是由细菌及病毒等微生物感染所引起的疾病，多在进食后数小时突然出现，腹泻每日数次，甚至10余次，大便呈黄色水样，夹杂未消化食物。腹痛，呈阵发性钝痛或绞痛，或伴呕吐、发热、头痛、周身不适等症状，严重者会脱水甚至休克。马齿苋清热解毒、止泻止痢，是治疗急性肠炎以及痢疾的常用药。黄连、黄柏、白头翁、赤芍均是治疗湿热下注型肠炎的良药。大蒜可消炎杀菌、止泻止痢。

黄连白头翁粥

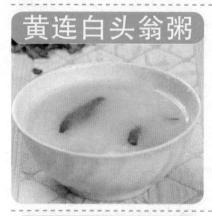

|材　料| 川黄连10克，白头翁50克，粳米30克

|制　作| ①将黄连、白头翁洗净，入砂锅，加水600毫升，大火煎煮10分钟，去渣取汁。②另起锅，加清水400毫升，入淘洗过的粳米煮至米开花。③加入药汁，煮成粥，待食。每日3次，温热服食。

医师话语 此粥具有清热解毒、止泻止痢的功效，适合湿热下注型急性肠炎、痢疾等病。

贴心叮咛 注意饮食卫生。少食生冷，不吃不新鲜、隔夜食物，生吃的水果蔬菜应彻底清洗再食用，忌一切辛辣刺激性食物。

蒜蓉马齿苋

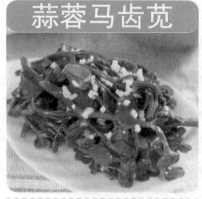

|材　料| 马齿苋200克，大蒜10克，盐5克，味精3克，香油适量

|制　作| ①马齿苋洗净；蒜洗净去皮，剁成蓉。②将洗干净的马齿苋下入沸水中稍余，捞出沥干水分，备用。③锅中加油烧至九成热时，下入蒜蓉爆香，再下入马齿苋快速翻炒，出锅时，加盐、味精炒匀，再淋上适量香油即可出锅。

医师话语 马齿苋对肠道传染病，如肠炎、痢疾等，几乎药到病除，有较好的疗效。

贴心叮咛 孕妇以及脾胃虚寒的人都不宜食用。马齿苋禁与鳖甲同用。

黄连甘草饮

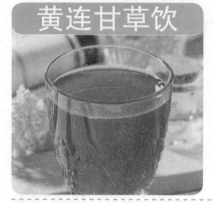

|材　料| 黄连、甘草、白芍、黄芪各5克，白糖适量

|制　作| ①将上述黄连、甘草、白芍、黄芪洗净，备用。②将洗净的药材放入炖盅内，然后加入适量的清水，用小火蒸煮大约5分钟。③取汁倒入杯中加入适量糖水，搅拌均匀，等稍凉后即可饮用。每日3次，温热服食。

医师话语 清热燥湿、解毒杀虫。可辅助治疗急性肠炎、胃痛等症。

贴心叮咛 黄连大苦大寒，过服久服易伤脾胃，脾胃虚寒者忌用。

慢性肠炎

慢性肠炎泛指肠道的慢性炎症性疾病，其病因可为细菌、霉菌、病毒、原虫等微生物感染，亦可由过敏、变态反应等原因所致。临床表现为长期慢性反复发作的腹痛、腹泻及消化不良等症，重者可有黏液便或水样便。中医认为慢性肠炎多因脾肾气虚，水湿下注所致。山药、芡实、肉豆蔻均可补益脾肾、涩肠止泻。大蒜可消炎杀菌、治腹泻。猪肚补气健脾，适合脾虚腹泻的患者食用。

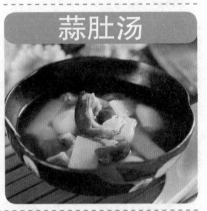

蒜肚汤

|材　料| 芡实、山药各15克，猪肚1000克，大蒜、生姜、盐适量

|制　作| ①将猪肚洗净，去脂膜，切块；大蒜、生姜洗净。②芡实洗净，备用；山药去皮，洗净切片。③将所有材料放入锅内，加水煮2小时，至大蒜被煮烂、猪肚熟即可。

[医师话语] 此汤具有健脾止泻、收敛抗菌的功效，对脾虚久泻、久痢的患者有较好的食疗作用。

[贴心叮咛] 预防慢性肠炎要加强锻炼，增强体质，使脾旺不易受邪。

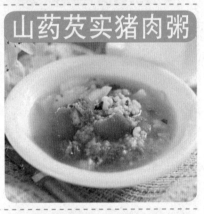

山药芡实猪肉粥

|材　料| 山药30克，芡实20克，猪肉100克，小米适量

|制　作| ①将山药、芡实洗净捣碎；猪肉洗净剁烂，小米洗净。②将全部用料放入锅内，加适量水煲粥，粥熟即可。③分2次空腹服用。

[医师话语] 补中益气，滋阴补脑，对老年痴呆的患者有一定的食疗作用。

[贴心叮咛] 注意休息和增加营养，给予易消化的食物，如米汤等。

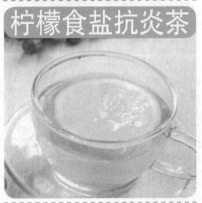

柠檬食盐抗炎茶

|材　料| 柠檬1个（约50克），食盐2克

|制　作| 柠檬煮熟去皮，于阳光下晒干；再放入瓷罐内用盐腌渍，贮藏备用。饮时取出，每日一次，开水冲泡15分钟，代茶饮用。

[医师话语] 柠檬外敷是美颜的佳品，内服可以促进胃蛋白酶的分泌，从而增加胃肠蠕动，帮助消化吸收；柠檬中的柠檬酸还有抗肠炎菌、沙门氏菌等的功效。

[贴心叮咛] 柠檬不仅有助于消化，而且有很好的瘦身效果。

痢疾

痢疾，古称肠辟、滞下，为急性肠道传染病之一。临床以发热、腹痛、里急后重、大便脓血为主要症状。急性起病，体温达39～40℃，伴有恶心、呕吐、腹痛、腹泻，每日大便10～20次，初为稀便或呈水样，继呈脓血便，左下腹压痛伴肠鸣音亢进，里急后重明显。马齿苋是止痢佳品，对湿热型痢疾有很好的食疗效果。金银花、大蒜有消炎杀菌，抗病毒的作用。猪大肠可治腹泻、便血、痢疾等。

黄花菜马齿苋汤

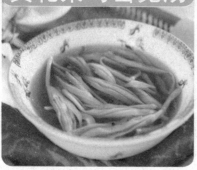

|材　料| 苍术20克，干黄花菜30克，鲜马齿苋50克

|制　作| ①将黄花菜洗净，泡软；马齿苋洗净，备用。②苍术洗净，备用。③先将苍术放入锅中加水800毫升煮10分钟，再放入黄花菜、马齿苋煮成汤，捡去苍术药渣即可。可分2次食用。

（医师话语）清热解毒、凉血止痢，对湿热下注引起的痢疾、腹泻、阴道炎等症有很好的食疗作用。

（贴心叮咛）黄花菜是预防高脂血和延缓机体衰老的佳蔬。

大蒜金银花茶

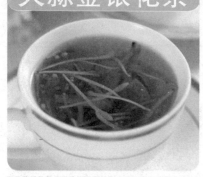

|材　料| 金银花30克，甘草3克，大蒜20克，白糖适量

|制　作| ①将大蒜去皮，洗净捣烂。②金银花、甘草洗净，一起放入锅中，加水600毫升，用大火煮沸即可关火。③最后调入白糖即可服用。

（医师话语）清热解毒、消炎杀菌、止泻止痢，可辅助治疗急性细菌性痢疾、急性肠炎、腮腺炎、流感。

（贴心叮咛）大蒜性温，阴虚火旺及慢性胃炎溃疡病患者应慎食。

黑椒猪大肠

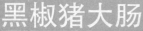

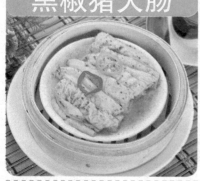

|材　料| 猪大肠100克，黑胡椒粉10克，咸菜20克，盐、糖各3克，味精、鸡精各2克，香油7毫升，蚝油8克，米酒适量

|制　作| ①将猪大肠洗净、蒸熟，切成小段；咸菜切段备用。②将蒸熟的猪大肠与各调味料调拌匀。③咸菜倒入碟底，倒入猪大肠，上笼蒸3分钟即可。

（医师话语）猪大肠有润燥、补虚、止咳止血之功效。可用于治疗虚弱口渴、脱肛、痔疮、便血、便秘等症。

（贴心叮咛）感冒期间忌食。

痔疮

痔疮是指人体直肠末端和肛管的静脉丛曲张所造成的疾病，包括内痔、外痔、混合痔。主要症状有：大便时肛门疼痛；有肿物脱出，或肛门外周有肿物；便时有少许滴血，肛门直肠坠痛，流出分泌物，部分患者会出现肛门及肛周肌肤瘙痒症状。生地黄、牡丹皮有清热凉血止血的作用，对痔疮出血有很好的食疗作用。赤小豆、泥鳅清热解毒利湿，韭菜富含膳食纤维，可促进排便，防治便秘。

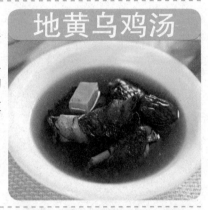

地黄乌鸡汤

|材　料 生地黄、牡丹皮各15克，红枣8个，午餐肉100克，乌鸡1只，姜、葱、盐、味精、料酒各适量，骨头汤2500毫升

|制　作 ①将生地黄、红枣、牡丹皮洗净；午餐肉切片；姜切片；葱切段。②乌鸡去内脏，切块，汆去血水。③将骨头汤倒入净锅中，放入乌鸡块、午餐肉片、生地黄、红枣、姜，烧开后加入盐、料酒、味精、葱调味即可。

医师话语 清热凉血、化瘀止血，对痔疮、便血等症有较好的食疗作用。

贴心叮咛 痔疮患者不可久坐、久蹲、久站。

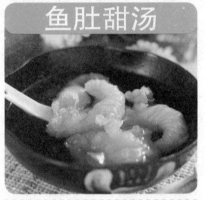

鱼肚甜汤

|材　料 赤小豆50克，白砂糖50克，鱼肚50克

|制　作 ①将鱼肚洗净，备用。②赤小豆洗净，用温水浸泡数小时备用。③鱼肚和赤小豆、白砂糖一同放在砂锅内，加适量水，大火煮开，转小火炖至赤小豆熟烂即可。

医师话语 此汤具有止血消肿、清热利湿的功效，可辅助治疗痔疮、尿路感染及其他热性疾病。

贴心叮咛 痔疮患者不应喝酒，不应吃辛辣刺激的食物，多吃些蔬菜水果。

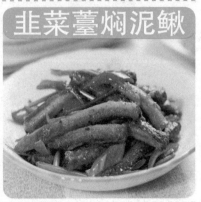

韭菜薹焖泥鳅

|材　料 泥鳅300克，韭菜薹100克，丹参、牡丹皮各30克，红椒1个，姜10克，盐4克，味精2克，辣椒酱10克

|制　作 ①泥鳅去头及肠，洗净；韭菜薹洗净，切段；红椒去蒂、籽切块；姜去皮切丝；丹参、牡丹皮洗净。②泥鳅入油锅中，炸至表面金黄后捞出；锅中留少许油，爆香辣椒酱、姜丝，倒入泥鳅炒匀。③加入韭菜薹、红椒块、丹参、牡丹皮，调入盐、味精炒匀，即可出锅。

医师话语 适宜痔疮、皮肤疥癣瘙痒之人食用。

贴心叮咛 便秘者可多吃韭菜，因韭菜能改善肠道，润肠通便。

便秘

便秘是消化系统疾病的常见症状，是由多种原因造成的，以排便间隔时间延长、大便干结难解为主要临床表现，同时患者伴有腹胀、腹痛、食欲减退等症状。大黄有峻下热结、泻热通便的作用，适合大便秘结、口干舌燥、腹痛拒按的胃肠热盛的便秘患者食用。火麻仁、郁李仁、杏仁、核桃仁、花生均是果仁种子类食物，富含油脂，有滑肠的作用，但药力较缓，适合老年性便秘以及肠燥便秘的患者食用。

核桃仁猪肝汤

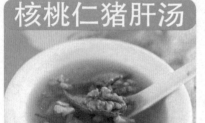

材料 核桃仁50克，猪肝200克，料酒、葱段、姜片、胡椒粉、盐、猪油各适量

制作 ①将猪肝洗净切片；核桃仁洗净。②炒锅上火烧热，放入猪油，油热后放入猪肝片、姜片、葱段炒，烹入料酒，加盐继续炒。③注入适量清水，放核桃仁，待煮至猪肝熟透，放入胡椒粉、盐调味即成。

医师话语 此汤滋阴养血、润肠通便，对血虚便秘、老年性便秘都有较好的疗效。

贴心叮咛 多吃香蕉，润肠通便。

五仁粥

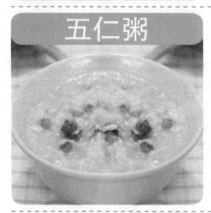

材料 花生仁、核桃仁、杏仁、决明子、柏子仁各20克，绿豆30克，小米70克，白糖4克

制作 ①小米、绿豆均泡发洗净；花生仁、核桃仁、杏仁、决明子、柏子仁均洗净。②锅置火上，加入适量清水，放入除白糖以外所有准备好的材料，开大火煮开。③再转中火煮至粥呈浓稠状，调入白糖拌匀即可。

医师话语 此粥有润肠通便、清肝明目的功效，常食可有效防治习惯性便秘。

贴心叮咛 决明子虽有润肠通便功能，但脾胃虚寒、气血不足者不宜服用。孕妇忌服。

白芍甘草排毒茶

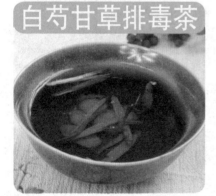

材料 白芍20~40克，生甘草10~15克

制作 上述材料加水煎煮。每日1剂，可煎2次，代茶频饮。

医师话语 白芍具有清热通腑之功效，可用于大便干结、小便短赤等热秘，对习惯性便秘有良好效果。

贴心叮咛 便秘患者养成定时排便的习惯很重要。多吃润肠通便的食物，如香蕉。

直肠癌

直肠癌是由于直肠组织的细胞发生恶变而成，它是大肠癌中最常见的。主要症状有：便血，开始出血量少，合并感染后为脓血便。慢性肠梗阻时，腹部膨胀，肠鸣音亢进和阵发性绞痛。晚期时，出现食欲减退、消瘦、乏力、贫血，排便习惯改变、脓血便、里急后重、便秘和腹泻交替出现，大便逐渐变细、排便梗阻、消瘦等。白花蛇舌草、半枝莲均可清热排毒、抗癌消肿。槐花凉血止血，可帮助治疗便血。山药、猴头菇、海带、白菜，均可促进排便、防癌抗癌。

白菜海带豆腐汤

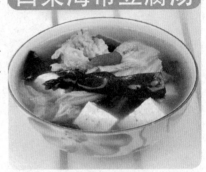

|材　料| 白花蛇舌草、半枝莲各10克，白菜200克，海带结80克，豆腐55克，高汤、盐各少许，味精、香菜各3克

|制　作| ①将白菜洗净撕成小块，海带结洗净，豆腐洗净切块，香菜洗净切段备用。②白花蛇舌草、半枝莲洗净。③砂锅上火加入高汤，下入以上材料，调入盐、味精，煲至熟，撒入香菜即可。

〔医师话语〕 此汤可增强免疫力，抑制肿瘤细胞生长，对直肠癌有一定的食疗效果。

〔贴心叮咛〕 直肠癌患者饮食要多样化，不偏食。

萝卜淮山粥

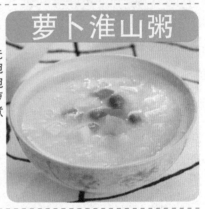

|材　料| 淮山药30克，槐花10克，大米100克，马蹄30克，白萝卜、胡萝卜、豌豆各适量，盐3克

|制　作| ①大米洗净；淮山药、马蹄去皮洗净，切块；白萝卜、胡萝卜洗净，切丁；豌豆、槐花洗净。②锅内注水，放入大米、豌豆，用大火煮至米粒绽开，放入淮山、白萝卜、胡萝卜、马蹄、槐花。③改用小火，煮至粥浓稠，放入盐拌匀入味即可食用。

〔医师话语〕 此粥具有消食化滞、开胃健脾、顺气化痰、防癌抗癌的功效。

〔贴心叮咛〕 萝卜不可与橘子同食，会诱发甲状腺肿大。

紫菜烩猴头菇

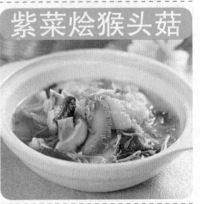

|材　料| 水发猴头菇200克，香菇20克，鸡脯肉100克，干紫菜10克，豌豆苗20克，鸡蛋清1个，湿生粉少许，料酒4毫升，盐3克，胡椒粉1克，清汤10毫升

|制　作| ①猴头菇切片，煮透后捞出，挤干水分备用；鸡脯肉切片，加蛋清和湿生粉拌匀腌渍。②将锅放火上，添入清汤，下入猴头菇片、鸡脯肉、香菇、紫菜和调味料，汤沸时，撇去浮沫，撒上豌豆苗即可。

〔医师话语〕 猴头菇对消化道系统肿瘤有一定的抑制和医疗作用。

〔贴心叮咛〕 猴头菇不管鲜品或干品，应先用盐水浸泡数小时，以去除苦味。

甲肝

甲肝是由甲肝病毒引起的一种病毒性肝炎，主要是经口传播途径感染。临床上表现为急性起病，有畏寒、发热、食欲减退、恶心、疲乏、肝肿大及肝功能异常等症状。部分患者可出现黄疸。常用来治疗甲肝的中药及食材有：女贞子、灵芝、丹参、茵陈蒿、带鱼等。女贞子可滋补肝肾，可加强肝脏的抗病毒能力、灵芝可益气补虚、保肝利胆、丹参、茵陈蒿可保肝、祛黄疸。

女贞子蒸带鱼

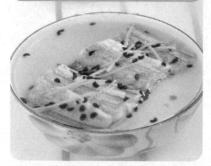

| 材　料 | 女贞子20克，姜10克，带鱼1条，盐适量

| 制　作 | ①将带鱼洗净，去内脏及头鳃，切成段，用盐腌渍；姜洗净切丝；女贞子洗净备用。②将带鱼放入盘中，入蒸锅蒸熟。③下女贞子，加水再蒸20分钟，下入姜丝即可。

〔医师话语〕本品可增强体质、抗病毒，对于各型肝炎的患者都有食疗作用。

〔贴心叮咛〕女贞子寒滑，脾胃虚寒泄泻及阳虚者不宜服用。

灵芝瘦肉汤

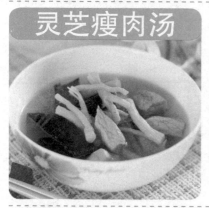

| 材　料 | 黄芪15克，党参15克，灵芝30克，瘦肉100克，生姜、葱、盐各适量

| 制　作 | ①将黄芪、党参、灵芝洗净；猪肉洗净，切块。②黄芪、党参、灵芝与猪肉、生姜一起入锅中，加适量水，文火炖至肉熟。③加入盐、葱调味即可。

〔医师话语〕此汤有补气固表、保肝护肝、抗病毒的功效，对甲肝患者大有益处。

〔贴心叮咛〕切断传播途径，是预防本病的重要环节。注意个人卫生。

丹参茵陈茶

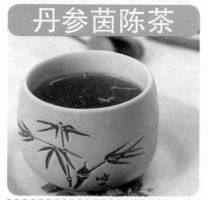

| 材　料 | 丹参、茵陈蒿各30克

| 制　作 | 将丹参、茵陈蒿两味药制为粗末，放入杯内，用沸水冲泡，代茶饮用。

〔医师话语〕此茶清热利湿、活血化瘀，可改善湿热挟瘀型肝炎。

〔贴心叮咛〕茵陈蒿不宜大量吃，大量吃会出现头晕、恶心、腹泻、上腹部不适，急性肝胆损伤，甚至会引起心律不齐。

乙肝

乙肝，是一种由乙型肝炎病毒引起的疾病。主要通过血液、母婴和性接触进行传播。主要症状有面色晦暗或黝黑，食欲不振，恶心，厌油，腹胀。继而出现黄疸，皮肤、小便发黄，右上腹肝区疼痛不适。部分患者手掌表面会出现充血性发红，皮肤出现蜘蛛痣。常用于乙肝的中药及食材有：垂盆草、五味子、夏枯草、丝瓜等。垂盆草可利胆退黄；五味子能降低转氨酶；夏枯草可保肝利胆。

| 材　料 | 垂盆草30克，粳米100克，冰糖适量

| 制　作 | ①先将垂盆草洗净，加水800毫升煎煮10分钟左右，捞出药渣，留汁。②将药汁与淘洗干净的粳米一同煮成稀粥。③最后加入冰糖即成。

垂盆草粥

医师话语 本品具有利湿退黄、清热解毒的功效。对小儿病毒性肝炎、肝功能异常有辅助治疗效果。

贴心叮咛 乙肝患者营养要均衡，多食蔬菜瓜果、五谷杂粮，少食甘厚味，辛辣刺激性食物。

| 材　料 | 五味子25克，蜂蜜1勺，清水适量

| 制　作 | ①五味子研成细末倒入杯中备用。②将600毫升水烧沸，冲入杯中。③加盖焖10分钟左右，再加入蜂蜜，搅拌均匀，即可代茶频饮。

五味子降酶茶

医师话语 益阴生津、降低转氨酶。用于传染性肝炎所致的转氨酶升高。

贴心叮咛 乙肝患者饮食要洁净，不吃生冷食物，勤洗手，用药物。

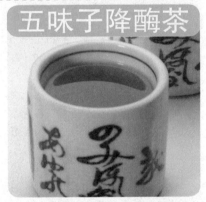

| 材　料 | 夏枯草30克，丝瓜络10克（或新鲜丝瓜50克），冰糖适量

| 制　作 | ①将药材加4碗水，用大火煮沸，再改小火煮至约剩汁1碗时，去渣取汁。②将冰糖熬化，加入药汁煮10~15分钟即可。

夏枯草丝瓜保肝茶

医师话语 夏枯草性寒味苦，清热泻火，可祛脂、降压力、增进毛细血管的通透性，并能改善高脂血所引起的晕眩等症。

贴心叮咛 每周吃1次海带、3次紫菜，每天饮绿茶，可预防脂肪肝。

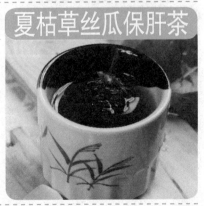

黄疸

黄疸是一种由于血清中胆红素升高致使皮肤、黏膜和巩膜发黄的病症。主要症状：皮肤、眼睛巩膜等组织发黄；黄疸加深时，尿、痰、泪液及汗液也变黄，常伴有腹胀、腹痛、食欲不振、恶心、呕吐、腹泻或便秘等症状。常用于治疗黄疸的中药材有：茵陈蒿、垂盆草、虎杖、车前子，这些药材均有利胆退黄的作用，对湿热黄疸有很好的疗效。

茵陈炒花甲

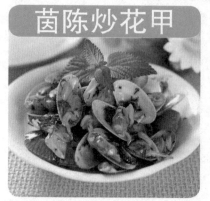

|材　料| 茵陈蒿30克，生姜适量，花甲300克，盐、味精适量

|制　作| ①花甲放入清水中，加适量盐，养24小时，经常换水，洗净；茵陈蒿洗净备用。②取锅烧热，入适量油，待油热后下姜爆香，再下花甲等炒片刻。③最后加茵陈蒿及适量水，烧到花甲熟时加入盐、味精调味，起锅装盘即可。

（医师话语）利湿退黄，抑制肝病毒，可用于急、慢性肝炎及胆囊炎、黄疸等的辅助治疗。

（贴心叮咛）黄疸病人应注意休息，保持心情舒畅，饮食宜清淡。

茵陈姜糖茶

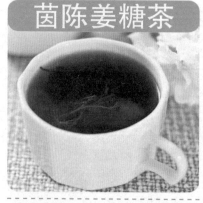

|材　料| 茵陈蒿20克，红糖30克，生姜12克，水适量

|制　作| ①将茵陈蒿、生姜洗干净，姜用刀拍碎。②将茵陈蒿、姜一同放入净锅内，加水600毫升，煮沸后再煮5分钟。③最后加入红糖即可。

（医师话语）清热除湿，利胆退黄，对黄疸及黄疸型肝炎的患者有较好的疗效。

（贴心叮咛）本病一旦发现，立即隔离治疗。经治疗黄疸消退后，不宜马上停药，应根据病情继续治疗，以免复发。

茵陈车前护肝利胆茶

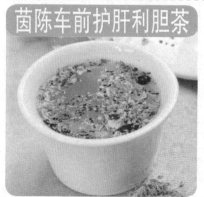

|材　料| 茵陈蒿150克，车前子300克

|制　作| 将材料放入锅中，加水盖过药材后再加3碗水，用大火煮沸，再改小火煮10分钟，去渣取汁即可。代茶温服，3~5日为一个疗程。

（医师话语）茵陈蒿是治疗黄疸的主药，性寒味苦，可以利湿热，有护肝利胆的作用。

（贴心叮咛）口渴便秘者少用。

脂肪肝 ....

脂肪肝是指由各种原因引起的肝细胞内脂肪堆积过多的病变。轻度脂肪肝病人多无自觉症状，仅有轻度的疲乏且多数脂肪肝患者较胖，故更难发现轻微的自觉症状。中度患者有疲乏、食欲不振、腹胀、嗳气、肝区胀满等感觉，临床调查，75%的患者肝脏轻度肿大，少数病人可出现脾肿大、蜘蛛痣和肝掌。柴胡、丹参可疏肝理气；泽泻可利水消脂；白菜、冬瓜可降脂减肥。

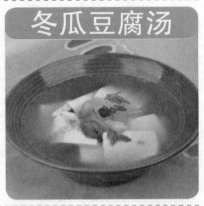

冬瓜豆腐汤

|材　料| 泽泻15克，冬瓜200克，豆腐100克，虾米50克，盐少许，香油3克，味精3克，高汤适量

|制　作| ①将冬瓜去皮、瓤，洗净切片；虾米用温水浸泡洗净；豆腐洗净切片备用；泽泻洗净，备用。②净锅上火倒入高汤，调入盐、味精。③加入冬瓜、豆腐、虾米煲至熟，淋入香油即可。

(医师话语) 此汤具有利水渗湿、泻热降脂的功效，对脂肪肝、高脂血、肥胖症均有一定的疗效。

(贴心叮咛) 脂肪肝患者应控制能量摄入，提高摄入蛋白质的质与量。

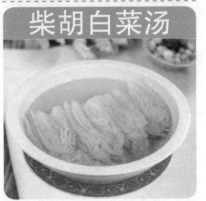

柴胡白菜汤

|材　料| 柴胡15克，白菜200克，盐、味精、香油各适量

|制　作| ①将白菜洗净，掰开；柴胡洗净，备用。②在锅中放水，放入白菜、柴胡，用小火煮10分钟。③出锅时放入盐、味精，淋上香油即可。

(医师话语) 此汤具有和解表里、疏肝理气、减少脂肪的功效，可辅助治疗脂肪肝、抑郁症等。

(贴心叮咛) 柴胡性微寒，肝阳上亢，肝风内动，阴虚火旺及气机上逆者忌用或慎用。

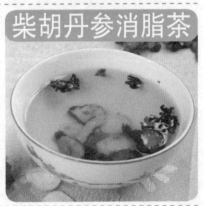

柴胡丹参消脂茶

|材　料| 柴胡、丹参、北山楂、白芍、枳壳各2克，安溪铁观音40克

|制　作| 最好将上述诸药研为粗末，与茶叶混匀后制成袋泡茶。每袋10克，每次1袋，1日2次，开水冲泡。为图方便，也可直接冲泡。

(医师话语) 柴胡、白芍疏肝理气，北山楂、枳壳健脾和胃，辅以丹参，活血化瘀而不伤正，共奏疏肝健脾、理气化瘀、扶正之效，对脂肪肝患者有很好的养护作用。

(贴心叮咛) 血压偏高者不宜饮用。

肝硬化

肝硬化是指由于多种有害因素长期反复作用于肝脏,导致肝组织弥漫性纤维化,以假小叶生成和再生结节形成为特征的慢性肝病。患者早期无症状或症状轻微,可有乏力、食欲减退、腹胀不适等。中晚期患者出现面色黝黑而无光泽,胃肠道不适,肝区疼痛,可触及肿大的肝脏,质偏硬,脾可见肿大,皮肤可见蜘蛛痣、肝掌,腹壁静脉怒张及腹水,下肢水肿等。田七、郁金可疏肝理气,活血化瘀。菊花、龙井可保肝利胆。甲鱼能散结消肿,缓解肝脏肿大疼痛。

枸杞子炖甲鱼

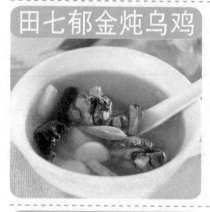

材料 枸杞子30克,桂枝20克,莪术10克、红枣8枚,盐、味精各适量,甲鱼250克

制作 ①甲鱼宰杀后洗净。②枸杞子、桂枝、莪术、红枣洗净。③将除盐、味精以外的材料一齐放入煲内,加开水适量,文火炖2小时,再加盐、味精调味即可。

医师话语 滋阴养血、活血化瘀、散结消肿,可辅助治疗肝硬化、肝脏肿瘤等病症。

贴心叮咛 患有肠胃炎、胃溃疡、胆囊炎等消化系统疾病者不宜食用甲鱼。

田七郁金炖乌鸡

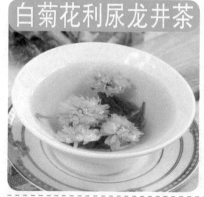

材料 田七6克,郁金9克,乌鸡500克,绍酒10毫升,姜、葱、盐各5克,大蒜10克

制作 ①田七洗净,打碎;郁金洗净润透,切片;乌鸡肉洗净,切块;姜和蒜洗净切片;葱洗净切段。②乌鸡块放入蒸盆内,加入姜片、葱段、蒜片、绍酒、盐、田七和郁金,再加入300毫升清水。③把蒸盆置蒸笼内,用武火蒸50分钟即可。

医师话语 补气血,祛瘀血,消腹水,对肝硬化有较好的食疗效果。

贴心叮咛 应强调摄入低盐、适度蛋白质、低脂肪的饮食;进食富含维生素食物。

白菊花利尿龙井茶

材料 龙井茶3克,白菊花10克

制作 将龙井茶、白菊花同放入杯内,用开水冲泡5分钟。可续水冲泡直到味淡,每日1~2次。

医师话语 菊花是辛凉解表药,主要有疏风散热、清肝明目,清热解毒的功效;乌龙茶养肝明目的功效较好,能去脂除腻,对脂肪肝患者有很好的调理作用。

贴心叮咛 此茶还能对近视起到一定的改善作用。

肝癌

原 发性肝癌是临床上最常见的恶性肿瘤之一。其主要临床症状有：患者食欲明显减退，腹部闷胀，消化不良，有时出现恶心、呕吐。右上腹肝区可有持续性或间歇性疼痛，有时可因体位变动而加重，并出现乏力、消瘦、不明原因的发热及水肿。可有鼻出血、皮下出血等症状。合欢皮、佛手、柴胡可疏肝理气；莪术可破血散瘀，抗癌消肿；茯苓、白术可健脾利水，消除腹水；白芍能柔肝止痛，缓解肝区疼痛。

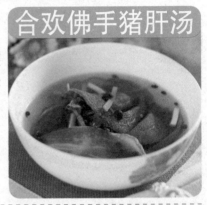

合欢佛手猪肝汤

| 材　料 | 合欢花12克，佛手片10克，生姜10克，鲜猪肝150克，盐、大蒜、葱段、味精各适量

| 制　作 | ①将合欢花、佛手片洗净置于砂锅中，加入适量水煎煮，煮沸约20分钟。②将猪肝洗净，切成片，加生姜末、食盐、大蒜等略腌片刻。③将猪肝入锅中与药汁一起煮熟即可。

医师话语 此汤具有疏肝解郁、活血化瘀的功效，对肝癌、肝气郁结等症均有一定的食疗效果。

贴心叮咛 佛手性温，阴虚有火，无气滞症状者慎服。

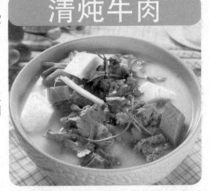

清炖牛肉

| 材　料 | 柴胡、白芍、茯苓、白术各20克，牛肉400克，白萝卜200克，胡萝卜100克，葱2根，姜1块，盐、胡椒粉、料酒、鸡精各适量

| 制　作 | ①将牛肉洗净剁成小块；白萝卜、胡萝卜洗净切成菱形块；葱切段；姜切片；柴胡、白芍、茯苓、白术洗净备用。②将牛肉氽去血水。③锅中油烧热后爆香姜片，注入清汤，下入牛肉块炖煮30分钟后，调入调味料，加入材料中火炖煮1小时即可。

医师话语 此汤具有疏肝升阳、养血柔肝、除湿解毒、燥湿利水的功效。

贴心叮咛 忌烟忌酒，少吃腌渍肉制品等。

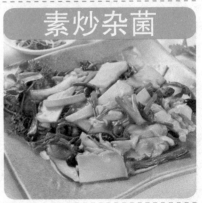

素炒杂菌

| 材　料 | 鸡枞菌100克，老人头菌100克，牛肝菌100克，小白菇150克，茶树菇150克，蒜片10克，葱段10克，鸡油30毫升，盐8克，味精3克，生粉10克，香油5毫升

| 制　作 | ①老人头菌、牛肝菌、鸡枞菌、小白菇、茶树菇洗净切段，氽水待用。②锅上火，放入鸡油，下入所有杂菌煸香。③用大火翻炒，调入盐、味精，用生粉勾芡，淋上香油。

医师话语 鸡枞菌具有提高机体免疫力，抑制癌细胞的作用。

贴心叮咛 感冒或胃肠不适的人不宜食用。

胆结石

胆囊结石在早期通常没有明显症状，大多数在常规体检中发现。有时可伴有轻微不适，常被误认为是胃病。当胆囊结石嵌顿时会出现胆绞痛，持续性右上腹痛，阵发性加剧，可能向右肩背放射，往往会伴有恶心、呕吐等症。常用于胆结石的中药及食材有：海金沙、鸡内金、核桃、马蹄、海蜇等。海金沙、鸡内金、核桃均有化石排石的作用，对各种结石病均有疗效。马蹄、海蜇利尿通淋，可促进结石排泄。

洋葱炖乳鸽

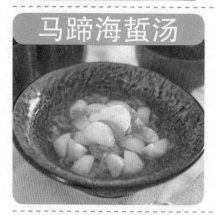

材　料 海金沙、鸡内金各10克，乳鸽500克，洋葱250克，姜5克，高汤、胡椒粉、味精、盐各适量

制　作 ①将乳鸽洗净砍成小块，洋葱切成角状；海金沙、鸡内金洗净；姜切片。②锅中加油烧热，下入洋葱爆炒，再下入乳鸽、海金沙、鸡内金、姜，加入高汤用文火炖20分钟，放盐、胡椒粉、味精至入味即可。

医师话语 利胆除湿，补虚排石，适合各种结石症患者食用，如胆结石、尿路结石、肾结石等。

贴心叮咛 切洋葱时，盛一碗水放在边上，可以有效防止洋葱对眼睛的刺激。

马蹄海蜇汤

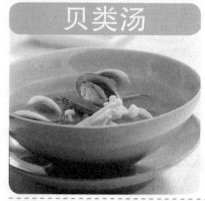

材　料 川楝子10克，马蹄30克，海蜇丝50克

制　作 ①将马蹄洗净，去皮，切块；海蜇丝、川楝子洗净。②将马蹄、海蜇丝、川楝子一同放入砂锅中，加适量水，大火煮开，转小火煲半个小时，煎汤饮用。

医师话语 清热利尿、化痰消积、利胆排石，可辅助治疗各种结石症，还可防治尿路感染、黄疸等症。

贴心叮咛 马蹄性寒，不适宜小儿消化力弱、脾胃虚寒、有血瘀者食用。

贝类汤

材　料 青蛤7颗，文蛤7颗，海带适量，金针菇50克，茼蒿50克，少量酱油和清酒，水5杯

制　作 ①把青蛤、文蛤放入淡盐水洗干净，滤掉水分。②摘除茼蒿叶，洗净；把金针菇洗净，去掉表面水分并切掉根部。③把海带切成约10厘米，用凉水浸泡30分钟后放进开水中稍微烫一下捞起。④把贝类放入熬海带的汤中煮，加少量酱油和清酒。稍煮片刻，放入金针菇，再煮一会，最后关火，再放入茼蒿即可。

医师话语 贝类含有优质的蛋白质，适用于肝病患者和胆结石患者食用。

贴心叮咛 合理饮食；适当增加运动。

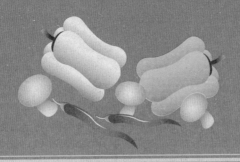

第六章
内分泌科疾病

内分泌系统由内分泌腺和分布于机体其他器官的内分泌细胞组成。内分泌腺主要包括甲状腺、甲状旁腺、肾上腺、垂体、松果体、胰岛、胸腺和性腺等。内分泌腺和内分泌细胞的分泌物，我们称之为激素，它对于机体有着重要的调节作用。

内分泌代谢疾病对身体的危害极大，因为它直接影响机体的新陈代谢功能，使机体的生长、发育、生殖等停止或减慢。常见的内分泌代谢疾病包括：糖尿病、甲状腺功能亢进、甲状腺肿大、痛风、系统性红斑狼疮等。

本章简要介绍了内分泌科各个疾病的主要症状以及对症药材和食材，并精心为患者搭配了科学合理的药膳来进行食疗。

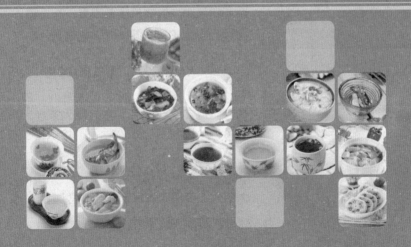

糖尿病 ....

糖尿病是由各种致病因子作用于机体导致胰岛功能减退、胰岛素抵抗等而引发的糖、蛋白质、脂肪、水和电解质等一系列代谢紊乱综合征，临床上以高血糖为主要特点。中医称之为消渴病，是指以多饮、多尿、多食及消瘦、疲乏、尿甜为主要特征的综合病症。淮山药、黄芪既能健脾胃、还能降血糖；天花粉、葛根可清热、生津、止渴，是治疗消渴病的常用药；冬瓜、鲫鱼可降血糖、利水消肿。

淮山药鸡汤

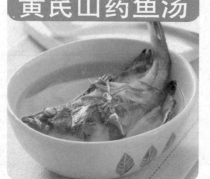

| 材　料 | 淮山药400克，鸡半只，瘦肉50克，姜2片，枸杞5克，红枣10克，盐适量

| 制　作 | ①鸡洗净挖去内脏后斩成小块备用，瘦肉切小块。②淮山药洗净去皮，切成小块。③将上面所有材料放进锅中，加清水6~8碗，大火煮开，再转小火煮50分钟左右，下盐调味，熄火即可。

（医师话语）淮山药含有黏液蛋白，有降低血糖的作用，可用于治疗糖尿病，是糖尿病人的食疗佳品。

（贴心叮咛）淮山药有收涩的作用，故大便燥结者不宜食用，有实邪者忌食。

黄芪山药鱼汤

| 材　料 | 黄芪15克，山药20克，鲫鱼1条，姜、葱、盐适量

| 制　作 | ①将鲫鱼去鳞、内脏，洗净。②姜洗净，切丝；葱洗净，切成葱花。③将黄芪、山药放入锅中，加适量水煮沸，然后转文火熬煮约15分钟后转中火，放入鲫鱼煮约10分钟。④鱼熟后，放入姜、葱、盐调味即可。

（医师话语）鲫鱼可以益气健脾、利水消肿、清热解毒，搭配黄芪、山药同食，可以促进循环和代谢，提高机体免疫力，降血糖。

（贴心叮咛）感冒期间不宜多吃鲫鱼。

天花粉冬瓜茶

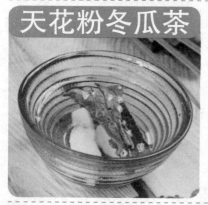

| 材　料 | 天花粉25克，冬瓜皮100克

| 制　作 | 将上述药材加水1000毫升，放入砂锅内，煎沸15分钟后，取汁倒入茶杯，代茶饮用。每日1剂，分2次饮服，连饮30~90日可见效。

（医师话语）天花粉具有清润肺胃、生津止渴之功效，可用于糖尿病人的日常调养。

（贴心叮咛）天花粉能使孕妇流产，故孕妇禁用。

甲状腺肿大

甲状腺肿大俗称"粗脖子"、"大脖子"或"瘿脖子"，一般是由于缺碘引起的甲状腺代偿性的肿大。任何人均可发病，以青年女性多见。甲状腺常呈轻度或中度弥漫性肿大，质地较软，无压痛，无震颤和血管杂音。患者除甲状腺肿大外，往往无自觉症状。

常用于治疗甲状腺肿大的中药及食材有：海藻、海带、紫菜、昆布、蛤蜊等。这些食物均富含碘，对甲状腺肿大均有很好的食疗作用。

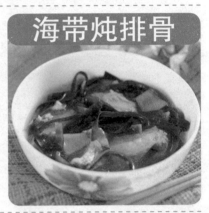

海带炖排骨

|材　料| 海藻10克，海带50克，排骨200克，黄酒、精盐、味精、白糖、葱段、姜片适量

|制　作| ①先将海带泡发，洗净切丝；排骨洗净斩块；海藻洗净。②锅烧热，下排骨炒，加入黄酒、精盐、白糖、葱段、姜片和适量清水，烧至排骨熟透，加入海带、海藻烧至入味。③加味精调味即可。

[医师话语] 本品具有软坚化痰、清热利尿的功效，常食可防治缺碘性甲状腺肿大。

[贴心叮咛] 甲状腺肿大多由缺碘造成，患者应增加碘的摄入量。

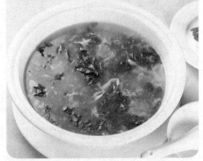

紫菜蛋花汤

|材　料| 枸杞叶50克，鸡蛋2个，紫菜100克，鸡汤1升，姜片、盐、鸡精、味精、胡椒粉各适量

|制　作| ①枸杞叶去梗，叶子洗净，放入沸水中过青，倒出。②将鸡汤放入锅中，加入盐、鸡精、姜片，待汤煮沸时放入枸杞叶、紫菜。③将鸡蛋打成蛋花，倒入锅中，搅散，加入味精、胡椒粉即可。

[医师话语] 此汤清热利水、补肾养心、化痰软坚，尤其适合甲状腺肿大的患者。

[贴心叮咛] 海带等海产为碘的主要来源。

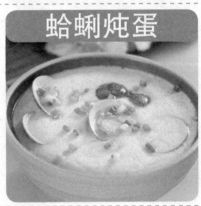

蛤蜊炖蛋

|材　料| 蛤蜊250克，鸡蛋3个，葱6克，盐6克，味精2克，鸡精3克，生抽适量

|制　作| ①蛤蜊洗净，下入开水锅中煮至开壳，捞出后仔细洗净泥沙。②鸡蛋打入碗中，加入盐、味精、鸡精搅散，葱洗净切花。③将蛤蜊放入鸡蛋中，入蒸锅蒸10分钟，撒上葱花，淋上生抽即可。

[医师话语] 此菜对高胆固醇、高脂血体质、患有甲状腺肿大、支气管炎、胃病等疾病的人尤为适合。

[贴心叮咛] 蛤蜊味咸性寒，具有滋阴润燥、利尿消肿、软坚散结作用，对甲状腺肿大有良好的食疗功效。

甲状腺功能亢进

甲状腺功能亢进症简称"甲亢"，是由于甲状腺分泌过多的甲状腺激素，引起人体代谢率增高的一种疾病。主要症状为易激动、神经过敏、失眠紧张、多汗等。患者眼球突出，眼睛凝视或呈现惊恐眼神，甲状腺呈弥漫性、对称性肿大。夏枯草具有抑制甲状腺素合成的作用；太子参、甲鱼、银耳可益气、养阴、敛汗，可改善患者阴虚多汗症状；柏子仁、酸枣仁可抑制中枢神经兴奋，有镇静安神的作用，对甲亢引起的失眠紧张、易兴奋有一定的疗效。

香菇甲鱼汤

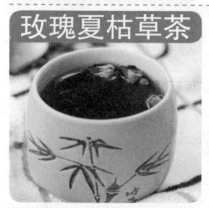

材　料 麦冬10克，甲鱼500克，香菇、腊肉、豆腐皮、盐、鸡精、姜各适量

制　作 ①甲鱼洗净；姜切片；香菇洗净对半切；腊肉切片；豆腐皮、麦冬洗净。②甲鱼入沸水去血水，放入瓦煲中，加姜片、麦冬、水煲至甲鱼熟烂，加盐、鸡精调味，放入香菇、腊肉、豆腐皮摆盘。

医师话语 此汤具软坚散结、滋阴凉血、补益调中的功效，适合甲亢患者食用。

贴心叮咛 少食多餐，不能暴饮暴食。忌辛辣、烟酒。忌咖啡、浓茶等兴奋性饮料。

玫瑰夏枯草茶

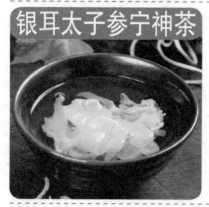

材　料 玫瑰花15克，夏枯草10克，蜂蜜1匙

制　作 ①先将夏枯草洗净放在杯碗中，注入开水。②第一泡茶倒掉不喝，第二泡加入洗净的玫瑰花，再注入开水冲泡。③待稍凉，加入蜂蜜即可。

医师话语 此茶可清热解毒、行气散结，可辅助治疗甲亢、甲状腺肿大以及眼科疾病。

贴心叮咛 适当控制高纤维素食物，尤其腹泻时。

银耳太子参宁神茶

材　料 银耳15克，太子参25克，冰糖适量

制　作 将银耳用温水发开，太子参洗净，加适量水与银耳同煎至熟烂，再加入冰糖熬稠即可。

医师话语 太子参性平，味甘微苦，能补肺健脾、益气、养阴、安神，是一味很好的滋补品。对神经衰弱引起的失眠、健忘、记忆力减退等都有很好的改善作用。

贴心叮咛 注意营养成分的合理搭配。进食含钾、钙丰富的食物。病情减轻后适当控制饮食。

痛风

由于尿酸在人体血液中浓度过高，在软组织如关节膜或肌腱里形成针状结晶，导致身体免疫系统过度反应而造成痛苦的炎症。一般发作部位为大拇指关节、踝关节、膝关节等。长期痛风患者有发作于手指关节，甚至耳廓含软组织部分的现象。急性痛风发作部位出现红、肿、热、剧烈疼痛症状。防风、五加皮有通络止痹痛的作用；薏米、西瓜可解热镇痛、利尿通淋，能促进尿酸排泄；木瓜祛湿利尿，通利关节。

西芹山药木瓜

[材　料] 西芹300克，山药100克，木瓜200克，盐4克，味精1克

[制　作] ①西芹洗净切成小段，木瓜去皮去籽切成块，山药去皮切块。②锅置火上，加水烧开，下入西芹段、木瓜块、山药稍焯后捞出沥水。③锅上火加油烧热，下入原材料、调味料一起炒至入味即可。

[医师话语] 此菜含有丰富的消化酶和果胶，可使食物消化加快，增加肠蠕动，常食可以防治便秘。

[贴心叮咛] 痛风患者忌酗酒，荤腥忌过量。

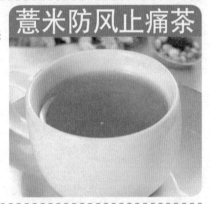

薏米防风止痛茶

[材　料] 薏米30克，防风10克

[制　作] 将薏米、防风放入锅中，加水500毫升煎煮，去渣取汁即可。

[医师话语] 薏米有利水消肿、健脾祛湿、舒筋除痹、清热排脓等功效。防风祛风解表、胜湿止痛、止痉定搐。此茶祛风除湿止痛，通络宣痹。主治痛风等症。

[贴心叮咛] 防风性微温，血虚发痉及阴虚火旺者慎用。

西瓜芦荟汁

[材　料] 西瓜400克，芦荟肉50克，冰粒少许，盐少许

[制　作] ①西瓜洗净、剖开，去绿皮，取肉备用。②将西瓜肉放入榨汁机中榨出西瓜汁。③西瓜汁倒入杯中，下少许盐，加入芦荟肉、冰粒拌匀即可。

[医师话语] 芦荟多糖的免疫复活作用可提高机体的抗病能力。各种慢性病如高血压、痛风等，在治疗过程中配合使用芦荟可增强疗效。

[贴心叮咛] 饮食清淡，低脂低糖，多饮水，以利体内尿酸排泄。

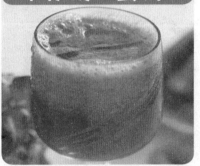

系统性红斑狼疮..............

系统性红斑狼疮是一种弥漫性、全身性自身免疫病，主要症状：皮肤出现蝶形红斑、丘疹，对光过敏，口腔、外阴或鼻溃疡，脱发；关节肿痛，肌无力，骨坏；淋巴结肿大，脾肿大；头痛，抽搐，精神异常等。常用来治疗系统性红斑狼疮的中药和食材有：丹参、田七、茯苓、鱼腥草、绿豆、槐花、生地黄等。丹参、田七、槐花、生地黄可凉血消斑，活血化瘀，还能增强机体免疫力；鱼腥草、绿豆可清热解毒。

鲨鱼唇炖猴头菇

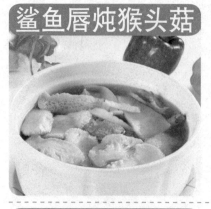

材料 ①鲨鱼唇200克，鸡汤500毫升，猴头菇100克，猪肉200克，老鸡100克，鸡爪5个，盐5克，姜片1片，陈皮1片

制作 ①将老鸡和猪肉洗净，切成块状；鲨鱼唇洗净；猴头菇洗净切块。②锅中放水烧开，放入老鸡和猪肉焯烫，捞出沥水后放入炖盅中。③下鲨鱼唇、猴头菇、鸡爪及鸡汤，加盐、姜片、陈皮炖3小时即可。

医师话语 此菜对于风湿性关节炎、干癣、系统性红斑狼疮等有明显的改善效果。

贴心叮咛 多吃高蛋白、低脂肪、低盐、低糖、富含多种维生素和钙的食物。

绿豆槐花镶藕节

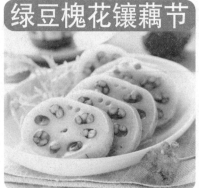

材料 槐花10克，藕节10克，绿豆2大匙，糖浆适量

制作 ①绿豆淘净，以清水浸泡1小时，沥干；藕节洗净，沥干，将绿豆塞入莲藕孔中；槐花洗净，备用。②材料放入锅中，加水盖满，以大火煮开后，转中火煮约30分钟，捞出。③待凉后切厚片，淋上果糖或糖浆、蜂蜜皆可，冰镇后吃更爽口。

医师话语 清热解毒，凉血止血，适合系统性红斑狼疮的患者食用。

贴心叮咛 戒烟、减肥、适当锻炼、控制血压以及血脂均可以降低系统性红斑狼疮患者的心血管疾病的风险。

鱼腥草茶

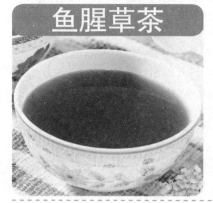

材料 鱼腥草（干）50克，红枣15粒，水适量

制作 ①先将鱼腥草洗净；红枣切开，去核。②二者入锅，加水1000毫升，大火煮沸后再转小火煎煮20分钟。③最后滤去药渣即可。分2次服用。

医师话语 清热解毒，利尿消肿，可使皮肤莫名的痘疹、黑斑消除，恢复皮肤的亮丽。

贴心叮咛 重症活动期患者应卧床休息，缓解期及轻症患者可适当运动或从事非体力性工作。

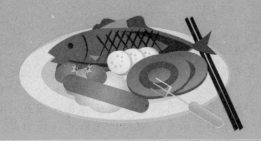

第七章
泌尿科疾病

　　泌尿系统包括肾脏、输尿管、膀胱和尿道等器官，其主要功能是将人体在代谢过程中产生的废物和毒素通过尿液排出体外，保持机体内环境的相对稳定，使新陈代谢正常地进行。

　　常见的泌尿科疾病有：急性肾炎、慢性肾炎、肾结石、肾结核、肾病综合征、尿路感染、膀胱癌等。

　　常见的泌尿系统不适症状有：少尿、尿痛、尿血、蛋白尿、腰骶部或小腹部疼痛、水肿、性功能障碍等。

　　本章简要介绍了泌尿科各个疾病的主要症状以及对症药材和食材，并精心为患者搭配了科学合理的药膳来进行食疗。

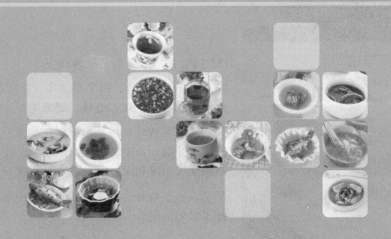

急性肾炎 ·················

急性肾小球肾炎常简称急性肾炎，临床上表现为急性起病，以血尿、蛋白尿、水肿、高血压和肾小球滤过率下降为特点的肾小球疾病。发病前数周多有上呼吸道感染症状，如扁桃体炎、咽炎、淋巴结炎、猩红热或皮肤感染等链球菌感染史。继而出现血尿、蛋白尿、水肿、血压升高等症状。薏米、冬瓜皮、鲫鱼、泽泻、竹叶、白茅根等都具有利尿通淋、消水肿、降血压的作用。

薏米瓜皮鲫鱼汤

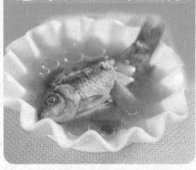

| 材　料 | 冬瓜皮60克，薏米30克，鲫鱼250克，生姜3片，盐少许

| 制　作 | ①将鲫鱼剖洗干净，去内脏，去鳃；冬瓜皮、薏米分别洗净。②将冬瓜皮、薏米、鲫鱼、生姜片放进汤锅内，加适量清水，盖上锅盖。③用中火烧开，转小火再煲1小时，加盐调味即可。

医师话语 利水消肿，清热解毒，可缓解肾炎患者少尿、血尿、水肿等症。

贴心叮咛 冬瓜性寒，脾胃虚弱者不宜多食。

丹参泽泻茶

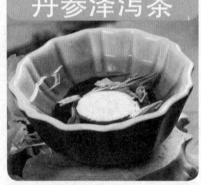

| 材　料 | 丹参、绿茶、何首乌、泽泻各10克

| 制　作 | 将所有材料用600毫升清水煎煮成汁，去渣饮用。

医师话语 泽泻能增加尿素与氯化物的排泄，排除身体多余的水分，加速脂肪的溶解，阻止脂肪在腰部的囤积。

贴心叮咛 产后非常虚弱的妇女不宜饮用此茶。

竹叶茅根茶

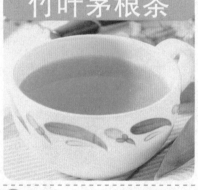

| 材　料 | 鲜竹叶、白茅根各15克

| 制　作 | ①鲜竹叶、白茅根洗净。②加水750毫升，滚后小火煮20分钟，滤渣即可。

医师话语 竹叶和白茅根可清热解毒，有助于缓解牙痛、口糜舌疮及口腔溃疡，还有清热除烦、生津利尿、促进睡眠等功效。

贴心叮咛 竹叶、白茅根均有利尿作用，小便不尽者慎用。

慢性肾炎......

慢性肾小球肾炎系指蛋白尿、血尿、高血压、水肿为基本临床表现，病情迁延，病变缓慢进展，最终将发展为慢性肾衰竭的一种肾小球病。症状为：以少尿开始，或逐渐少尿，甚至无尿；可同时伴有肉眼血尿；水肿，以面部及下肢为重；部分病人伴有高血压，也有在发病以后出现高血压症状的。玉米须、车前子、泽泻均有利尿消肿的作用；熟地黄、山药、莲子滋肾阴、补肾气，生地黄还能凉血止血；猪肚可增强患者体质。

| 材　料 | 熟猪肚200克，玉米须10克
| 制　作 | ①将熟猪肚切片，玉米须洗净备用。②净锅上火倒入水，调入盐，下入玉米须烧开15分钟，再下入熟猪肚至熟即可。

[医师话语] 玉米须利尿，泻热，平肝，利胆。对慢性肾炎有很好的食疗作用。

[贴心叮咛] 玉米须可用纱布袋装好，汤煲好后才方便取出。

玉米须猪肚汤

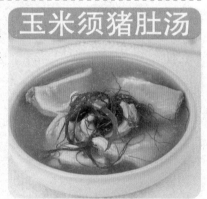

| 材　料 | 熟地黄、生地黄、山药、泽泻、山茱萸肉、牡丹皮、牛膝、车前子、当归身、五味子各10克

| 制　作 | 药材洗净，加水1000毫升以大火煮沸后，转小火续煮20分钟，稍放凉即可。

[医师话语] 山药能补脾养胃，生津益肺，补肾涩精；地黄补血滋润，益精填髓。二者合用对慢性肾炎患者有很好的食疗作用。

[贴心叮咛] 此茶感冒眼痛者不宜饮用。

地黄山药茶

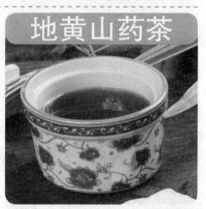

| 材　料 | 莲子30克，茶叶5克，红糖30克

| 制　作 | 将莲子用温水泡5小时，捞出，加红糖煮烂，兑入茶叶汁即可饮用。每日1剂，分2次服。

[医师话语] 莲子具有补脾、益肺、养心、益肾和固肠等作用。常饮此茶有养心健脾、益肾固本之功效，能利水消肿，减轻肾脏负担，健康由里到外。

[贴心叮咛] 控制饮食结构，避免酸性物质摄入过量，多吃富含植物有机活性碱的食品，少吃肉类，多吃蔬菜。

莲子益肾茶

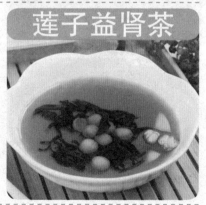

肾结石

肾结石指发生于肾盏、肾盂及肾盂与输尿管连接部的结石。主要症状为：肾绞痛，为阵发性刀割样疼痛，且疼痛剧烈难忍，从腰部或侧腹部向下放射至膀胱区，有时有大汗、恶心呕吐现象。结石并发感染时，有尿频、尿痛、脓血尿症状。常用来治疗肾结石的中药和食材有：金钱草、海金沙、鸡内金、车前子、蛙肉。金钱草、海金沙、鸡内金、车前子均有利尿排石的作用；蛙肉清热解毒，利尿通淋。

金钱草煲牛蛙

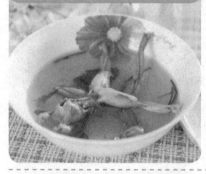

材　料 金钱草30克，牛蛙2只（约200克），盐5克

制　作 ①金钱草洗净，投入砂锅，加入适量清水，用文火约煲30分钟后，倒出药汁，除去药渣。②牛蛙宰洗干净，去皮斩块，投入砂锅内。③加入盐与药汁，一同煲至熟烂即可。

医师话语 利尿通淋，消肿软坚。对膀胱结石、肾结石、淋病尿道涩痛、小便急迫等病症有较好的疗效。

贴心叮咛 多饮白开水，使尿液得到稀释可预防结石。

车前子鳙鱼头汤

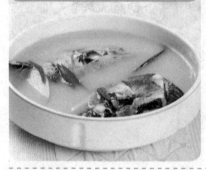

材　料 车前子15克，鳙鱼头1个（约500克），食盐、味精各适量

制　作 ①鳙鱼剖洗干净，用植物油稍煎，加水1500毫升；烧开后放入洗净的车前子，用文火煮1小时。②汤呈乳白色、鱼煮熟后，用食盐、味精调味。③喝汤吃肉，可经常服食。

医师话语 利尿通淋，消炎止痛、消肿降压，对慢性肾炎症见少尿、水肿、高血压等有很好的疗效。

贴心叮咛 调整饮食结构，适当锻炼身体。

三金茶

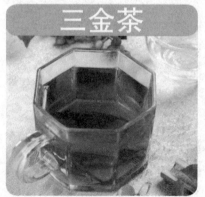

材　料 金钱草、海金沙、鸡内金各15克

制　作 将以上用料加水适量煎成浓汁即可。

医师话语 金钱草、海金沙利水通淋、清热解毒、散瘀消肿。结合鸡内金有消石排石、运脾利水之功效，用于治疗湿热内蕴之结石，主治肝胆及泌尿系结石。

贴心叮咛 保持良好的心情，不要有过大的心理压力。生活要有规律，不熬夜，按时睡觉。远离烟、酒。不食用被污染的食物。

肾结核

在泌尿系结核中肾结核是最为常见、最先发生，以后由肾脏蔓延至整个泌尿系统。肾结核最初最典型的症状为膀胱刺激征，即尿频、尿急、尿痛，有时可见肉眼血尿或镜下血尿，继而出现腰痛，还可伴随全身性症状，如食欲减退、消瘦、乏力、盗汗、低热等。丹参、赤芍凉血止血、活血化瘀，可治血尿；黄芪益气补虚，可改善患者乏力、食欲不振、盗汗等体虚症状。车前子、萹蓄利尿通淋；莪术破血化瘀；荠菜清热解毒。

|材　料| 莲子30克，白芍15克，荠菜50克，虾仁100克，盐、鸡精、黄酒、淀粉适量

|制　作| ①将莲子、白芍、荠菜、虾仁洗净，切丁。②将虾仁用盐、鸡精、淀粉上浆后，入四成热油中滑油备用。③锅中放清水，将所有材料放入锅中煮熟后，再调味即可。

[医师话语] 清热利尿，消炎止痛，对肾结核患者有较好的食疗作用。

[贴心叮咛] 肾结核患者应多摄入高蛋白质饮食，并多选用牛奶及奶制品。

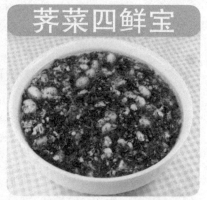

荠菜四鲜宝

|材　料| 白术10克，知母15克，莪术9克，三棱9克，车前草适量，粳米100克

|制　作| ①将所有的药用纱布洗净包好备用。②入瓦锅中，加适量的水煎煮，去渣取汁。③加入洗净的粳米煮成粥即可。

[医师话语] 行气破血，散结止痛，补气利尿，对肾结核的患者有一定食疗效果。

[贴心叮咛] 摄入适量脂肪，烹制饮食时，应以少油饮食为宜，补充含钙、铁丰富的食物及含有丰富的维生素的食物。

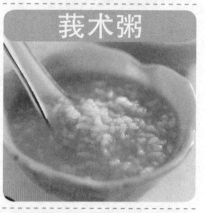

莪术粥

|材　料| 黄芪15克，丹参、山楂各10克

|制　作| 将黄芪、丹参、山楂洗净，放于茶壶中，用沸水冲泡，酌量饮用即可。

[医师话语] 黄芪有补气固表、利水退肿、拖毒排脓、生肌等功效。丹参清心除烦、养血安神。此茶对于肾功能轻度衰退，有补气升阳、养血安神的功效。

[贴心叮咛] 急性肠胃炎患者不宜饮用此茶。

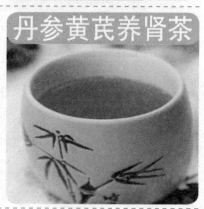

丹参黄芪养肾茶

肾病综合征

肾病综合征指一组临床症状，包括大量的蛋白尿、低蛋白血症、高脂血症和水肿。临床特点：三高一低，即大量蛋白尿、水肿、高脂血症，血浆蛋白低。常有疲倦，厌食，脸色苍白，精神萎靡等症状。常用来治疗肾病综合征的中药和食材有：山药、山茱萸、熟地黄、泽泻、茯苓、赤小豆、薏米、鲫鱼等。山药、山茱萸、熟地黄，补肾气，改善肾虚症状；泽泻、茯苓、赤小豆、薏米、鲫鱼可利尿通淋、消肿。

六味地黄鸡汤

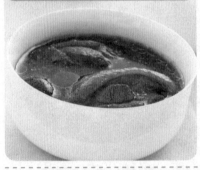

【材　料】熟地黄25克，山茱萸、山药、牡丹皮、茯苓各10克，泽泻5克，红枣8枚，鸡腿150克

【制　作】①鸡腿剁块，放入沸水中余烫，捞出洗净。②将鸡腿和所有药材一道放入炖锅，加6碗水以大火煮开。③转小火慢炖30分钟即成。

【医师话语】甘淡渗湿，利水泻热。此汤有补养肝肾不足、虚弱不能的作用。

【贴心叮咛】有症状的患者应卧床休息。提倡正常量优质蛋白饮食，水肿明显者应予低盐饮食。

山药蒸鲫鱼

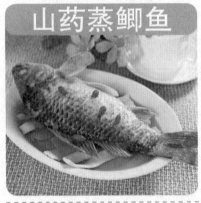

【材　料】鲜山药100克，藕节20克，鲫鱼1条（约350克），葱、姜、盐、味精、黄酒各适量

【制　作】①鲫鱼去鳞及肠杂，洗净，用黄酒、盐腌15分钟。②山药去皮、切片，藕节洗净，铺于碗底，把鲫鱼置上。③加葱、姜、盐、味精、少许水，上笼蒸30分钟即可。

【医师话语】利水消肿。适用于肾虚体弱、肾病综合征等的辅助治疗。

【贴心叮咛】患病期间注意防止感冒和疲劳，以免病情复发。

赤小豆薏芡炖鹌鹑

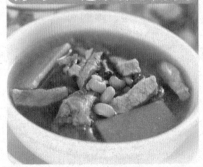

【材　料】鹌鹑2只，猪肉100克，赤小豆25克，薏苡仁、芡实各12克，生姜3片，盐、味精各适量

【制　作】①鹌鹑洗净，去其头、爪和内脏，斩成大块；猪肉洗净，切成中条。②赤小豆、薏苡仁、芡实用热水浸透并淘洗干净。③将所有用料放进炖盅，再用中火炖50分钟，后用小火炖1小时即可，趁热加入适量油、盐、味精调味，便可食用。

【医师话语】补脾养胃，利尿清热。对肾病综合征有很好的食疗功效。

【贴心叮咛】患者应少食动物油和含胆固醇高的食物，如蛋黄。

尿路感染

尿路感染是指尿道黏膜或组织受到病原体的侵犯从而引发的炎症，根据感染部位可分为肾盂肾炎、膀胱炎等。患者出现尿频、尿急、尿痛等膀胱刺激征，并伴有腰痛或下腹部痛，还有寒战、发热、头痛、恶心、呕吐、食欲不振等全身感染症状。

常用于治疗尿路感染的中药和食材有：石韦、车前子、茯苓、田螺、玉米须、绿豆等。这些都有清热解毒、利尿通淋的作用。

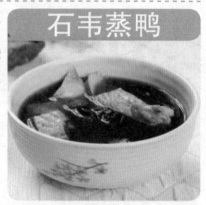
石韦蒸鸭

|材　料| 石韦10克，鸭肉300克，清汤、盐各适量

|制　作| ①石韦用清水冲洗干净，用纱布袋包好，扎紧袋口。②倒入杀好去骨洗净的鸭肉中，加盐及清汤。③上笼蒸至鸭肉熟烂后食用。

[医师话语] 清热，生津，利水，通淋，用于尿频、尿急、尿痛、尿血等症的辅助治疗。

[贴心叮咛] 尿路感染患者禁用坐浴，坐浴污水容易侵入尿道，引起感染。

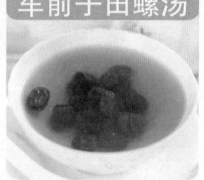
车前子田螺汤

|材　料| 车前子50克，红枣10个，田螺（连壳）1000克，盐适量

|制　作| ①先用清水浸养田螺1~2天，经常换水以漂去污泥，洗净，钳去尾部。②用纱布包好洗净的车前子；红枣洗净。③把全部用料放入开水锅内，武火煮沸，改文火煲2小时即可。

[医师话语] 利水通淋，清热祛湿。用于膀胱湿热，小便短赤，涩痛不畅，甚至点滴不出等症的辅助治疗。

[贴心叮咛] 尿道感染者应注意加强营养，增强体质。

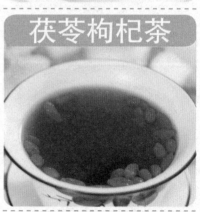
茯苓枸杞茶

|材　料| 茯苓100克，枸杞子50克，红茶100克

|制　作| ①将枸杞子与茯苓放入锅内，加适量水。②加入红茶6克，共煎10分钟（冲泡也可）。③过滤即可。

[医师话语] 枸杞子甘平，能补肾益精；茯苓甘淡，能健脾利尿；红茶能利尿提神，是治疗小便不利的理想饮料，对肾、输尿管、膀胱和尿道的结石有一定的治疗作用。

[贴心叮咛] 多喝水，保持每天尿量在1500~2000毫升以上，能起到冲洗尿路的作用，有利于尿路感染的治疗。

膀胱癌

膀胱癌最常见的症状为无痛性肉眼血尿；患者还有膀胱刺激症状：尿频、尿急、尿痛；肿瘤较大，膀胱颈部位的肿瘤及血块堵塞均可引起排尿不畅甚至尿潴留；晚期出现膀胱区疼痛、尿道阴道瘘、下肢水肿等相关症状。萹蓄、通草、车前子均有利尿通淋的作用；半枝莲、白花蛇舌草有抗肿瘤、抗癌的作用；白茅根凉血止血、利尿，是治疗血尿的常用药。

鸡肉炖萹蓄

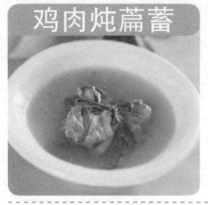

|材　料| 萹蓄20克，茯苓10克，猪苓10克，鸡肉200克，盐5克

|制　作| ①鸡宰杀，去毛及肠杂，洗净，切块。②萹蓄洗净，滤干，放入纱布袋内，扎紧袋口，与鸡肉共入砂锅内。③加入料酒和适量清水，先用武火煮沸，再用文火慢炖，以鸡肉熟烂为度，加盐调味即可。

|医师话语| 此汤用于膀胱癌患者体虚、尿道涩痛、尿少浑浊等症的辅助治疗。

|贴心叮咛| 膀胱癌患者应经常起床活动，如散步。听听音乐，看看书，愉悦心情。定期复查。

通草车前子茶

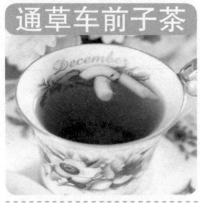

|材　料| 通草10克，车前子10克，白茅根8克，黄芪8克，砂糖10克

|制　作| ①将通草、车前子、白茅根、黄芪洗净，盛入锅中，加1500毫升水煮茶。②大火煮开后，转小火续煮15分钟。③煮好后捞出药渣加入砂糖即成。

|医师话语| 此茶清热利尿，凉血止血，对膀胱癌早期的小便涩痛、困难、短赤、尿血等症有辅助治疗效果。

|贴心叮咛| 保持饮食结构平衡，均衡进食水果、肉类、碳水化合物和蔬菜。

半枝莲白花蛇舌草茶

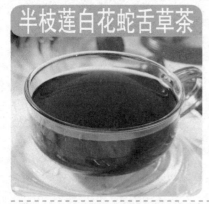

|材　料| 半枝莲、白花蛇舌草各50克，红枣15粒，牛膝30克，铁树1叶，糖适量

|制　作| ①红枣切开与其他材料一起加水2000毫升，煎煮2小时，滤渣当茶饮。②可再煎第二次，药渣加水1500毫升，滚后小火再煮2小时，滤渣可继续饮用。

|医师话语| 此茶具有抗菌作用，对宫颈、子宫、乳腺等妇科疾病有一定的治疗功效，对某些妇科感染性疾病有显著疗效。

|贴心叮咛| 半枝莲清凉无毒，是排污草药，但服后不能马上饮水，以免冲淡药汁的效能。

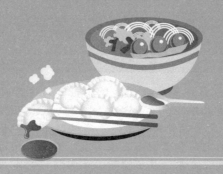

第八章
骨科疾病

骨科疾病包括骨、骨连接（关节、韧带、软骨等）以及骨骼肌三种器官的疾病。骨骼是人体最坚硬的器官，功能是运动、支持和保护身体。

常见的骨科疾病症状有：骨或骨关节变形、骨关节和骨骼肌疼痛或压痛、关节功能活动受限等。

常见的骨科疾病有骨折、骨质疏松、骨质增生、肩周炎、风湿性关节炎、颈椎病、腰椎间盘突出等。

本章简要介绍了五官科各个疾病的主要症状以及对症药材和食材，并精心为患者搭配了科学合理的药膳来进行食疗。

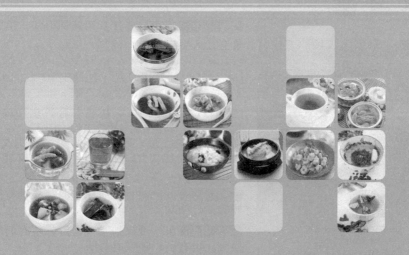

骨折

骨折是指由于外伤或病理等原因致使骨质断裂的一种疾病。其主要症状为：骨折部位有局限性疼痛和压痛，局部肿胀，出现青紫或瘀斑，不能活动或活动受限；完全性骨折可出现肢体畸形及异常活动等症状。

常用于治疗骨折的中药和食材有：桑寄生、续断、川芎、延胡索、红花等。桑寄生、续断强筋健骨、疗伤续断，是骨伤科的常用药。川芎、延胡索、红花具有活血化瘀、止痛的作用。

桑寄生续断鸡脚汤

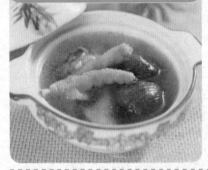

|材　料| 桑寄生20克，续断10克，连翘10克，鸡脚400克，蜜枣2颗，盐5克

|制　作| ①桑寄生、连翘、续断、蜜枣洗净。②鸡脚洗净，去爪甲，斩件，入沸水中汆烫。③将1600毫升清水放入瓦煲内，煮沸后加入除盐以外的用料；武火煲开后，改用文火煲2小时，加盐调味即可。

（医师话语）补肝肾，强筋骨，疗伤续断，对骨折、跌打损伤以及风湿痹痛都有一定的食疗效果。

（贴心叮咛）骨折患者要时常更换体位，同时用50%酒精对受压部位进行按摩，以改善局部血液循环，预防褥疮发生。

赤小豆竹笋汤

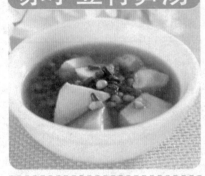

|材　料| 赤小豆100克，绿豆100克，竹笋30克

|制　作| ①将竹笋洗净，切块，与洗净的赤小豆、绿豆置锅中，加清水1000毫升。②先用武火将水煮沸，再用文火煮30分钟即可。分2次空腹食用。

（医师话语）此汤消肿活血，逐血利湿，可有效预防骨折伤口感染、发炎化脓。

（贴心叮咛）赤小豆煮汁食用通利力强，但久食会让人黑瘦结燥。

化瘀止痛酒

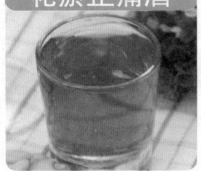

|材　料| 生地黄250克，牡丹皮30克，肉桂30克，桃仁30克，白酒500毫升

|制　作| ①将生地黄、桃仁、牡丹皮和肉桂捣为细末，和白酒一同煎煮约40分钟。②冷却后，过滤去渣，收贮备用。③每日3次，或不限时，每次10~20毫升，将酒温热空腹服用。

（医师话语）此酒对骨折所引起的疼痛具有很好的治疗功效。

（贴心叮咛）卧室要保持空气新鲜，定时通风换气，也有利于呼吸道清洁。

骨质疏松

骨质疏松是多种原因引起的一种骨病。主要症状为骨骼疼痛，继而出现身长缩短、驼背；易发生骨折；胸廓骨骼变形挤压肺部时，会出现胸闷、气短、呼吸困难等症状。

常用来治疗骨质疏松的中药及食材有：锁阳、巴戟天、黑豆、虾仁等。锁阳、巴戟天补肾虚，强腰壮骨；黑豆、虾仁富含钙，可强健骨骼。

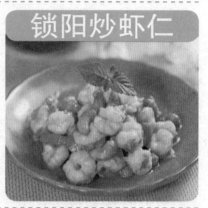

锁阳炒虾仁

|材　料| 锁阳15克，山楂10克，核桃仁15克，虾仁100克，姜5克，葱10克，盐5克，素油50克

|制　作| ①把锁阳、核桃仁、虾仁洗净，山楂洗净去核切片，姜切片，葱切段。②锅置火上，加素油烧热，加入核桃仁，文火炸香，捞出待用。锁阳、山楂煮汁待用。③姜、葱入锅爆香，下入虾仁、盐、药汁，再加入已炸香的核桃仁，炒匀即成。

[医师话语] 补肾壮阳，强腰壮骨、补充钙质，对骨质疏松有一定的效果。

[贴心叮咛] 阴虚火旺、阳事易举，脾虚泄泻及实热便秘者禁服。

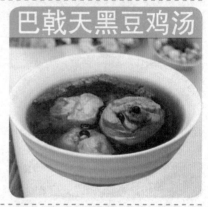

巴戟天黑豆鸡汤

|材　料| 巴戟天15克，黑豆100克，胡椒粒15克，鸡腿150克，盐5克

|制　作| ①将鸡腿剁块，放入沸水中汆烫，捞出洗净。②将黑豆淘净，和鸡腿及洗净的巴戟天、胡椒粒一道放入锅中，加水至盖过材料。③以大火煮开，再转小火续炖40分钟，加盐调味即可食用。

[医师话语] 此汤补肾阳，强筋骨，对骨质疏松、骨脆易折等症有很好的效果。

[贴心叮咛] 多做保健操，主要包括搓、捏、摩、扣、抓、旋六个动作，注意旋腰时要缓慢，以免扭伤腰部。

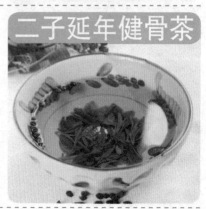

二子延年健骨茶

|材　料| 绿茶3克，枸杞子、五味子各6克，白糖适量

|制　作| 将枸杞子、五味子捣碎，加入绿茶和白糖，用开水冲泡，不拘时频饮。

[医师话语] 此茶补虚滋阴，调整内分泌，保养卵巢，稳定激素水平，减少体内钙质的流失，预防老年骨质疏松。

[贴心叮咛] 要经常到户外活动，晒晒太阳，有利于钙的吸收。多食含丰富钙及维生素D的食物。

骨质增生

骨质增生是骨关节退行性改变的一种表现，主要表现为关节边缘骨质增生。关节有发僵、发累感，伴有疼痛。当活动后发僵现象好转，疼痛缓解，持续活动后疼痛又加重。关节有时轻度肿大，关节边缘有压痛，两膝与手指关节最为明显。常用于治疗骨质增生的中药及食材有：人参、板栗、天麻、红花、骨碎补等。人参具有抗衰老、补元气的作用；板栗、骨碎补可补肾气，壮骨骼；板栗还富含钙，能补充钙质；红花能活血通经、帮助消除骨刺。

人参鸡汤

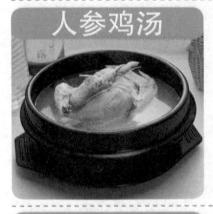

|材　料| 高丽参1克，枸杞5克，红枣3个，童子鸡1只，板栗2个，葱2段，泡好的糯米50克，盐5克

|制　作| ①鸡收拾干净，放入洗净的板栗、红枣、葱段、枸杞、高丽参、泡好的糯米。②锅中注适量水，放入鸡，上火炖40分钟。③炖至熟，调入盐，2分钟后即可食用。

〔医师话语〕本品具有益气补肾，补充钙质的功效，可缓解骨质增生症。

〔贴心叮咛〕避免在潮湿处睡卧，不要汗出当风，不要在出汗后即洗凉水浴或洗脚，以防邪气对骨关节的侵害。

天麻红花猪脑汤

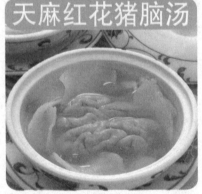

|材　料| 天麻10克，红花5克，山药10克，枸杞6克，猪脑100克，盐适量

|制　作| ①猪脑洗净，籴去腥味；山药、天麻、红花、枸杞洗净备用。②炖盅内加水，将所有材料放入电锅，加水半杯，煮至猪脑熟烂。③加盐等调味料即可。

〔医师话语〕强身健体、活血健骨，对骨质增生、腰椎间盘突出导致的血循不畅有食疗作用。

〔贴心叮咛〕要适当增加户外活动，尽量避免长期卧床休息。

骨碎补活肌茶

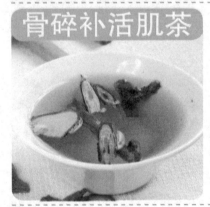

|材　料| 骨碎补50克，桂枝15克

|制　作| ①将上述药材加水500毫升，煎煮30分钟，取药汁置保温瓶中。②再加水500毫升，煎煮30分钟，取药汁与第一煎药汁混匀，代茶饮。一日内分数次饮完，每日1剂。

〔医师话语〕骨碎补对骨关节软骨有刺激细胞代偿性增生的作用，配合桂枝能疏通经脉，活血定痛。

〔贴心叮咛〕骨碎补性温，活血止血。阴虚及无瘀血者慎用。

肩周炎

肩 关节周围炎又称漏肩风、冻结肩，简称肩周炎。本病早期于肩关节呈阵发性疼痛，常因天气变化及劳累而诱发，以后逐渐发展为持续性疼痛，逐渐加重，昼轻夜重，夜不能寐，不能向患侧侧卧，肩关节活动受限。肩部受到牵拉时，剧烈疼痛。桑枝、威灵仙有祛风湿、通络止痛的作用；川乌、生姜、肉桂可祛湿散寒，对寒湿引起的肩部冷痛有较好疗效；杜仲可强健骨骼关节。

| 材　料 | 桑枝60克，老母鸡1只，盐、胡椒粉少许

| 制　作 | ①将桑枝洗净，切成小段。②鸡宰杀，去内脏，洗净，斩件，入沸水中汆烫，去血水。③将桑枝与鸡放入锅内共煮至烂熟汤浓后，加盐、胡椒粉调味即可。

医师话语 祛风湿、通经络、补气血，适合风湿痹痛、经络不通引起的肩周炎、关节炎、四肢麻木疼痛等。

贴心叮咛 受凉常是肩周炎的诱发因素，因此要注意防寒保暖。

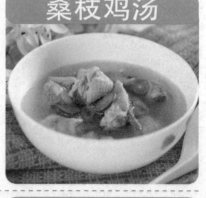

桑枝鸡汤

| 材　料 | 川乌5克，粳米50克，姜末少许，蜂蜜适量

| 制　作 | ①把川乌洗净备用。②粳米洗净加水煮粥，粥快成时加入川乌，改用小火慢煎，待熟后加入姜末，待冷后加蜂蜜，搅匀即可。③每日1剂，趁热服用。

医师话语 祛散寒湿、温经止痛，适合风寒性肩周炎，症见肩周疼痛剧烈，痛引后背，遇寒加重等。

贴心叮咛 加强功能锻炼，加强营养，补充钙质。

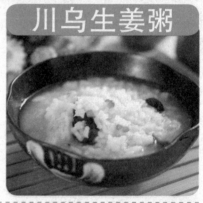

川乌生姜粥

| 材　料 | 杜仲12克，肉桂9克，铁观音6克

| 制　作 | 取杜仲、肉桂加水适量煎煮15分钟，过滤取汁冲泡铁观音饮用。

医师话语 杜仲是补阳药的一种，有补肝肾、强筋骨的效用；肉桂属温里的药材，能促进血液循环。二者合饮能加速肩周的血液畅通，舒缓疲劳不适。

贴心叮咛 体质虚弱、肝肾亏虚者慎用。

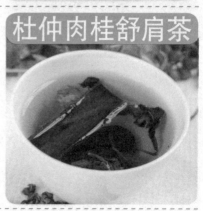

杜仲肉桂舒肩茶

风湿性关节炎..................

风湿性关节炎有两个特点：一是关节红、肿、热、痛明显，不能活动，发病部位常是膝、髋、踝等下肢大关节，其次是肩、肘、腕关节；二是疼痛游走不定，一下是这个关节发作，一下那个关节不适，但疼痛持续时间不长，几天就可消退。鸡血藤、薏米、防风、五加皮、秦艽、独活、桑枝、木瓜等药材均有祛风湿、通经络、止痹痛的作用，是治疗风湿病的常用药。

牛筋汤

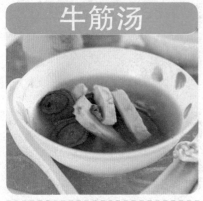

|材　料| 续断、杜仲各10克，威灵仙、五加皮各15克，牛筋50克

|制　作| ①将牛筋洗净，切块，入沸水中汆烫。②将杜仲、续断、威灵仙、五加皮洗净装入纱布袋，扎紧。③将牛筋与药袋共加水煎煮至牛筋熟烂，捞出药袋丢弃，即可食用。

(医师话语) 祛风除湿，强腰膝，利关节，可用来治疗风湿性关节炎。

(贴心叮咛) 加强锻炼，增强身体素质。防止受寒、淋雨和受潮，关节处要注意保暖。

薏米黄芩酒

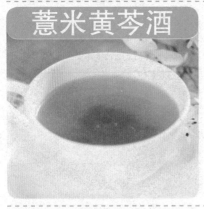

|材　料| 薏米、牛膝各50克，五加皮、防风、牛膝、生地黄各30克，秦艽、羌活、独活、牛蒡子、黄芩、肉桂各20克，枳壳15克，白酒2.5升

|制　作| ①将以上药材共捣粗末，装入纱布袋，扎紧。②置于净器中，入白酒浸泡，封口，置阴凉干燥处，7日后开取，过滤去渣备用。③一日2次，一次30毫升，饭前服用。

(医师话语) 清热解毒，祛风除湿，对风湿性关节炎有很好的疗效。

(贴心叮咛) 饮食有节，起居有常，劳逸结合。预防感染和控制体内的感染病灶。

桑瓜大枣祛湿茶

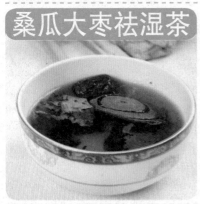

|材　料| 木瓜2片，桑叶7片，大枣3枚，茶叶3克

|制　作| 先将大枣去核，诸药共研成细末，放保温杯中用沸水冲泡15分钟。每日1剂，代茶饮。

(医师话语) 木瓜性温味酸，有较好的舒筋活络作用，能祛湿除痹、清凉祛油腻，常饮此茶让快餐一族的你远离关节炎的困扰。

(贴心叮咛) 保持正常的心理状态及良好的心情，对维持机体的正常免疫功能也是重要的。

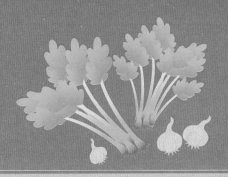

第九章
五官科疾病

五官泛指脸的各部位，包括额、双眉、双目、双耳、鼻、双颊、唇、舌、齿和下巴，其中的耳、目、鼻、舌是人体重要的感觉器官，分别司听、视、嗅、味四种感觉，通过这四种感觉，可以分辨外界事物的各种属性，了解自身的状态。

五官科疾病的临床症状都比较明显，一旦发现应及早治疗，以免诱发其他病症，常见的五官科疾病有：口腔溃疡、鼻炎、咽喉炎、失音、口臭、鼻咽癌、腮腺炎、中耳炎、耳鸣耳聋、结膜炎、白内障、夜盲症、青光眼等。

本章简要介绍了五官科各个疾病的主要症状以及对症药材和食材，并精心为患者搭配了科学合理的药膳来进行食疗。

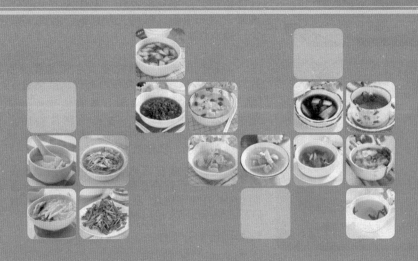

口腔溃疡

口腔溃疡，又称为"口疮"，是发生在口腔黏膜上的表浅性溃疡，大小可从米粒至黄豆大小，溃疡面周围充血、灼痛明显，好发于唇、颊、舌缘等。口腔溃疡的诱因可能是局部创伤、精神紧张、食物上火及维生素或微量元素缺乏等。常用来治疗口腔溃疡的中药和食材有：金银花、丝瓜、赤小豆、薏米、苦瓜等。这些食物均有清热解毒、泻火的作用，对上火引起的口腔溃疡有很好的疗效。

丝瓜金银花饮

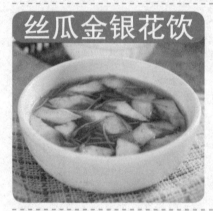

材料 金银花40克，丝瓜500克

制作 ①丝瓜、金银花洗净，丝瓜切成菱形块状。②锅中下入丝瓜、金银花，加水1000毫升，大火煮开后转中火煮5分钟即可。③可分数次食用，每次300毫升，每日3～5次。

医师话语 清热泻火、止血消肿，可治疗多种热性病症，如口腔溃疡、痤疮、痢疾、痔疮等。

贴心叮咛 多食含锌食物，比如牡蛎、动物肝脏、蛋类等，及富含维生素B$_1$、维生素B$_2$及维生素C的食物，有利于溃疡愈合。

赤小豆薏米汤

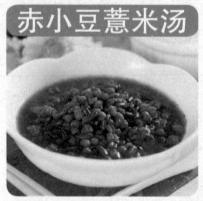

材料 赤小豆100克，薏米100克

制作 ①将赤小豆、薏米洗净，用温水浸泡数小时。②将浸泡好的赤小豆、薏米一起倒入锅中，加水500毫升，大火煮开后用文火煮烂即可。③每日3碗，佐餐食用。

医师话语 利水消肿、清热解毒，可治疗口腔溃疡、尿路感染、痤疮、湿疹、痢疾等症。

贴心叮咛 忌烟、酒、咖啡等刺激性饮料及辣或烤炸等刺激性的食物。多喝水，多吃纤维素丰富的食物，保持大便通畅，有助于减少口疮发作。

苦瓜菠萝汤

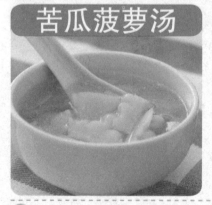

材料 苦瓜35克，新鲜菠萝片或罐装菠萝片25克，胡萝卜5克，水600毫升，盐适量

制作 ①所有材料洗净，菠萝切薄片；苦瓜去籽、切片；胡萝卜去皮，切片备用。②将水放入锅中，开中火，将苦瓜、胡萝卜、菠萝煮熟，视情况加入少许盐调味。

医师话语 苦瓜有清热解毒、明目祛暑、清肝降火作用。菠萝有补益脾胃、生津止渴、润肠通便、利尿消肿等功效，混合了苦瓜的作用，可治口苦目赤、痈肿疮，也可解劳清心、利尿凉血。

贴心叮咛 苦瓜性寒，脾胃虚寒者慎吃。

鼻炎

鼻炎指的是鼻腔黏膜和黏膜下组织出现的炎症。表现为充血或者水肿，患者经常会出现鼻塞。由于鼻塞，会产生嗅觉减退，头痛、头昏，说话伴闭塞性鼻音等症状，还伴有流清水涕，鼻痒，喉部不适，咳嗽等症状。常用来治疗鼻炎的中药与食物有：葱白、辛夷、细辛、丝瓜络、牛蒡等。葱白、细辛可发散风寒，宣通鼻窍，是治疗风寒型鼻炎症的常用药；辛夷、丝瓜络、牛蒡可发散风热，通鼻止涕。

| 材　料 | 红枣10枚，葱白10克，鸡肉100克，香菜10克，生姜10克，粳米100克

| 制　作 | ①将粳米、红枣洗净；生姜、葱白洗净，生姜切片，葱白切丝；香菜洗净切段；鸡肉洗净切粒备用。②将红枣、粳米、生姜、鸡肉四味放入锅中煮半个小时左右。③粥成，再加入葱白、香菜，调味即可。

〔医师话语〕补中益气，宣通鼻窍，对鼻炎、头痛等患者均有食疗作用，常食还能预防感冒。

〔贴心叮咛〕鼻炎患者要进行体育锻炼，增强体质及机体免疫力。

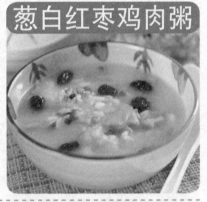
葱白红枣鸡肉粥

| 材　料 | 丝瓜络300克，瘦猪肉60克，盐4克

| 制　作 | ①将丝瓜络洗净，猪瘦肉洗净切块。②将丝瓜络、猪瘦肉同放锅内煮汤，至熟加少许盐调味。③饮汤吃肉，为1日量，分2次食用。5天为1个疗程，连用1~3个疗程。

〔医师话语〕清热消炎，解毒通窍，常食可辅助治疗鼻炎、鼻窦炎、鼻塞流涕等症。

〔贴心叮咛〕鼻炎患者饮食要清淡，不吃辛辣食物，少吃鱼虾等腥味食物。

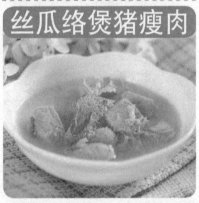
丝瓜络煲猪瘦肉

| 材　料 | 红薯面90克，黑木耳30克，牛蒡30克，小白菜60克，素高汤800毫升，藿香8克，白术10克，辛夷10克，麦门冬10克

| 制　作 | ①将药材和素高汤置入锅中煮沸，约5分钟后熄火，滤取药膳汤。②黑木耳、小白菜洗净，切块，牛蒡去皮切丝。③红薯面放入滚水煮熟，捞起沥干，放入面汤中，加入调味料；蔬菜材料放置滚水中烫至熟，捞起放入面碗中，倒入药膳汤即可食用。

〔医师话语〕牛蒡疏风散热，解毒消肿；辛夷主治鼻渊、鼻塞。

〔贴心叮咛〕要提防感冒，以防引发鼻炎。

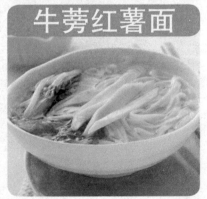
牛蒡红薯面

咽喉炎

咽喉炎多由病毒和细菌感染引起，主要致病菌为链球菌、葡萄球菌和肺炎球菌等。患者初起咽部干燥，灼热；继而出现疼痛，吞咽唾液时咽喉痛往往比进食时更为明显；可伴发热，头痛，食欲不振和四肢酸痛；侵及喉部，可伴声嘶和咳嗽症状。薄荷、橄榄、胖大海、甘草均有清热利咽的作用，对咽喉干燥、肿痛等症的效果较好，玄参、玉竹可滋阴润燥、生津止渴，可治疗干燥型咽炎。

香菇肉片汤

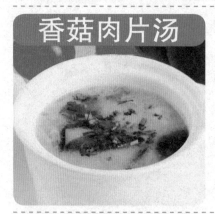

材 料 薄荷20克，香菇20克，猪瘦肉150克，葱花少许

制 作 ①将香菇洗净，用手撕成两半；瘦肉洗净切片；薄荷洗净备用。②将薄荷、香菇和肉片放入水中煮大约8分钟。③起锅后放入些许葱花即可。

医师话语 本汤清热利咽，可用于咽炎初期的咽喉干燥、灼热疼痛、声音嘶哑、干咳等症。

贴心叮咛 及时治疗鼻、口腔、下呼吸道疾病，包括牙病患者。勿饮酒和吸烟，减少粉尘等有害气体对身体的刺激。

甘草清咽汤

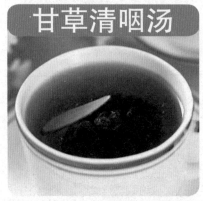

材 料 甘草5克，胖大海、玄参、天麻各10克，白糖少许

制 作 ①将玄参、天麻、甘草洗净放入锅内。②加清水煮沸15分钟后离火。③加入白糖，最后加入洗净的胖大海，凉后放入冰箱，食用时取出即可。

医师话语 补脾益气、清热解毒，可解口干舌燥，并能辅助治疗急、慢性咽炎。

贴心叮咛 保持每天通便，清晨用淡盐水漱口或少量饮用淡盐水。适当控制发声，用声不当、过度对咽喉炎治疗不利。

橄榄润咽绿茶

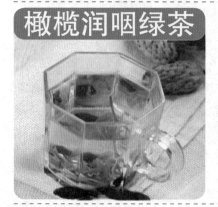

材 料 橄榄2枚，绿茶1克

制 作 将橄榄与绿茶同放入杯中，冲入开水，加盖焖5分钟后饮用。

医师话语 橄榄能清肺利咽、生津止渴、解毒，是治疗咽炎的常见药。

贴心叮咛 橄榄可制成橄榄油。用于烹饪，具有丰富的营养价值；用来抹头发，会让头发乌黑亮丽；用于皮肤，可滋润光泽。

声嘶

声音嘶哑又称声嘶，是喉部，特别是声带病变的主要症状，多由喉部病变所致，也可因全身性疾病所引起。声嘶的程度因病变的轻重而异，轻者仅见音调变低、变粗；重者发声嘶哑甚至只能发出耳语声或失音。常用于治疗声嘶的中药及食材有：石斛、乌梅、芦根、竹叶、胖大海、罗汉果等。石斛、芦根、乌梅、竹叶清热生津、滋阴爽喉，对咽喉干燥、声音嘶哑有较好的疗效。胖大海、罗汉果是利咽、止咳、爽喉的常用药。

|材 料| 石斛25克，牛蒡子8克，花生50克，核桃仁20克，猪骨500克，盐5克，鸡精3克

|制 作| ①石斛、牛蒡子洗净，猪骨斩件洗净，核桃仁、花生泡发。②锅中水烧沸，入猪骨汆透后捞出备用。③煲中加水烧开，下入猪骨、核桃仁、花生，煲1小时，调入盐、鸡精即可。

(医师话语) 滋阴润喉，清热利咽，对咽喉干燥、疼痛、声音沙哑均有效果。

(贴心叮咛) 使用适当的音量说话，限制工作之外的说话时间，减少不必要的长时间聊天或打电话。

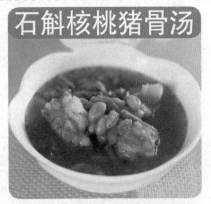
石斛核桃猪骨汤

|材 料| 淡竹叶8克，芦根8克，乌梅8克，绿茶5克，蜂蜜适量

|制 作| ①将竹叶、芦根洗净。②将乌梅、绿茶、竹叶、芦根入杯，加开水浸泡15分钟。③捞出药渣，调入蜂蜜即可。

(医师话语) 清热滋阴，润喉开音，对咽喉干燥、声音沙哑、失音均有食疗作用。

(贴心叮咛) 睡眠充足，就寝之前不要吃太多东西。

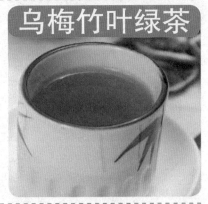
乌梅竹叶绿茶

|材 料| 胖大海5个，罗汉果1个

|制 作| ①将罗汉果洗净后，拍碎。②胖大海洗净后，与罗汉果一起加水至1500毫升，滚后小火再煮20分钟，滤渣即可。

(医师话语) 胖大海对痔疮便血、肛裂出血、大便干结者有治疗功效，加罗汉果同煮还可清热解毒、润肺化痰、利咽开音。

(贴心叮咛) 应避免用力清喉咙、咳嗽等动作。喉糖、罗汉果、枇杷膏等，只能缓解症状，不可过度依赖。

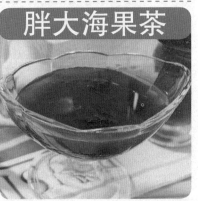
胖大海果茶

口臭

口臭是指口内出气臭秽的一种症状。贪食辛辣食物或暴饮暴食，疲劳过度，感邪热，虚火郁结，或某些口腔疾病，如口腔溃疡、龋齿以及消化系统疾病都可以引起口气不清爽。中医认为，口臭多由肺、脾、胃积热或食积不化所致。藿香、鲫鱼有化湿和胃的作用，对脾胃有湿、口气酸臭的患者效果很好。黄连、甘草、绿豆、海带有清热泻火的作用，对内火旺盛、口中如臭鸡蛋气味的患者有很好的疗效。

藿香鲫鱼

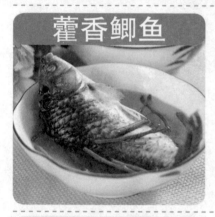

材 料 藿香15克，鲫鱼1条（500克左右），料酒、盐各适量

制 作 ①鲫鱼宰杀，去鳞，洗净剖好；藿香洗净备用。②将鲫鱼用料酒、盐腌渍20分钟后和藿香一块放入炖锅内，加水适量。③清蒸至熟，便可食用。

医师话语 清热渗湿，对脾胃湿热型呕吐、口味酸臭有很好的疗效。

贴心叮咛 养成饭后漱口的习惯，特别是注意剔除残留在牙缝中的肉屑。

黄连甘草汁

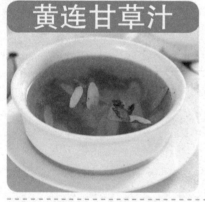

材 料 黄连10克，甘草5克，白糖适量

制 作 ①将黄连、甘草洗净。②将洗净的黄连、甘草放入炖盅内，加水200毫升，蒸煮5分钟。③加白糖搅拌，冷却去渣即可饮用。可长期服用。

医师话语 清热燥湿，可辅助治疗胃肠燥热引起的咽喉肿痛、口臭、便秘等症。

贴心叮咛 平时注意保持口腔湿润、勤喝水。有顽固性口臭的人，应坚持每顿饭后刷牙。

绿豆海带糖水

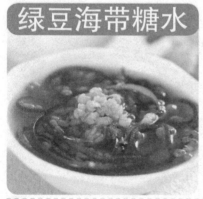

材 料 绿豆150克，海带50克，冰糖50克，陈皮少许

制 作 ①将海带洗净，切成细丝，入沸水稍焯后捞出；绿豆淘洗干净，陈皮洗净。②锅中加入水煲沸后，下入海带、绿豆，以大火煲20分钟，再转小火慢煲。③煲至绿豆熟烂后，再加入冰糖、陈皮，继续煲至冰糖溶化即可。

医师话语 绿豆和海带，均可清热解毒。此糖水可防止出痱子。

贴心叮咛 积极治疗引起口臭的疾病，如牙周炎、肝炎、胃病等。

鼻咽癌

鼻咽癌是指发生于鼻咽腔顶部和侧壁的恶性肿瘤。早期可有鼻塞、鼻出血症状，表现为吸鼻后痰中带血或擤鼻时涕中带血。晚期出血较多，可有鼻血，并伴有耳鸣，听力减退，耳内有闭塞感以及头痛面麻、视物呈双影以及颈部淋巴结肿大等。玉竹、沙参、玄参均有滋阴益气、生津利咽的作用；蒲公英、金银花有清热解毒、排脓的作用；丹参可止血、活血。

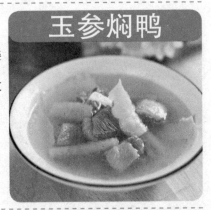

玉参焖鸭

[材　料] 玉竹50克，沙参50克，老鸭1只，葱、生姜、味精、盐适量

[制　作] ①将老鸭洗净，斩件，放入锅内；生姜洗净去皮切片；葱洗净切花。②锅内加入沙参、玉竹、生姜，加水适量，先用武火烧沸。③转用文火焖煮1小时后加入味精、盐，撒上葱花即可。

[医师话语] 补肺滋阴，适用于肺阴虚证，咳嗽、咯血、咽喉干痛等症的辅助治疗。

[贴心叮咛] 鼻咽部是外界空气进入肺部的必经之路，有害的气体进入肺部之前首先侵害鼻咽部。

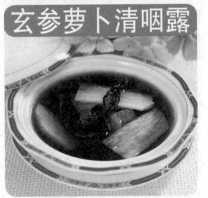

玄参萝卜清咽露

[材　料] 玄参15克，蜂蜜80毫升，白萝卜300克，黄酒20毫升

[制　作] ①白萝卜洗净，切成薄片；玄参快速洗净，用黄酒浸润备用。②取一只碗，放入两层萝卜，再放一层玄参，淋上蜂蜜10毫升、黄酒5毫升。③如此放置四层，余下的蜂蜜加20毫升冷水，倒入碗中，旺火隔水蒸2小时即可。

[医师话语] 凉血滋阴，清咽利嗓，可缓解鼻咽癌患者咽喉干燥、痰中带血等阴虚症状。

[贴心叮咛] 注意饮食结构，不要偏食，要多吃蔬菜、水果等含有大量维生素的食物。

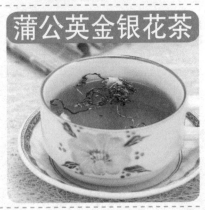

蒲公英金银花茶

[材　料] 新鲜蒲公英叶3片，金银花5克，热开水适量

[制　作] ①将新鲜蒲公英及金银花洗净，用热开水冲一遍。②滤净水后将做法①中的材料放入壶中，冲入500~600毫升热开水，浸泡约3分钟即可饮用。

[医师话语] 金银花与蒲公英同用，能增强清热解毒作用，可用以痈疽疔毒，红肿疼痛。对鼻咽癌患者有很好的食疗作用。

[贴心叮咛] 蒲公英、金银花都是中药里寒性较大的药物，故脾胃虚寒的人不宜食用。

腮腺炎

腮腺炎是由腮腺炎病毒侵犯腮腺引起的急性呼吸传染病。症状为一侧或两侧耳垂下肿大。肿大的腮腺常呈半球形，边缘不清，表面发热有触痛，张口或咀嚼时局部感到疼痛。可有发热、乏力、不愿吃东西等全身症状。常用于治疗腮腺炎的中药和食材有：板蓝根、金银花、知母、蒲公英、黄连、绿豆等。板蓝根、金银花具有疏风散热、抑制腮腺病毒的作用；知母可解热镇痛；蒲公英可清热解毒、消肿止痛；黄连、绿豆清热泻火。

黄连冬瓜鱼片汤

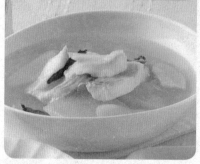

| 材　料 | 黄连5克，知母5克，酸枣仁15克，鲷鱼100克，冬瓜150克，清水750毫升，嫩姜丝10克，盐2小匙

| 制　作 | ①鲷鱼洗净，切片；冬瓜去皮洗净，切片；黄连、知母、酸枣仁洗净放入棉布袋。②将鲷鱼、冬瓜、嫩姜丝和棉布袋放入锅中，加入清水，以中火煮沸至熟。③取出棉布袋，加盐调味后即可关火。

医师话语 泻火排毒，用于腮腺炎、咽喉炎、口舌生疮、痤疮、便秘等症的辅助治疗。

贴心叮咛 痄腮（流行性腮腺炎）会出现张口疼痛，食欲差，可用热毛巾在患处热敷，以减轻疼痛。

绿豆黄豆饮

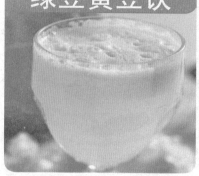

| 材　料 | 蒲公英15克，绿豆、黄豆各50克，糖适量

| 制　作 | ①蒲公英洗净，备用。②绿豆、黄豆洗净、泡发备用。③将泡好的绿豆、黄豆以及蒲公英放入豆浆机搅打成汁即可。可分2次服用。

医师话语 本品具有清热解毒、散结消肿的功效，适合腮腺炎、化脓性咽喉炎等患者食用。

贴心叮咛 多吃流食如稀粥、软饭、软面条、水果泥或水果汁等；多饮温开水、淡盐小，保证充足的水分，以促进腮腺管管口炎症的消退。

板蓝根排毒茶

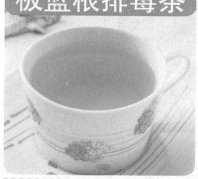

| 材　料 | 板蓝根、甘草各5克，柠檬汁5毫升

| 制　作 | ①将板蓝根用清水冲洗干净。②板蓝根、甘草加水400毫升煮成200毫升，取汁去渣待凉，加入柠檬汁拌均匀即可饮用。

医师话语 此茶有清热解毒、抗菌抗病毒、凉血消肿、利咽之功效。板蓝根有助于渗入肝脏解毒、消炎、止痛、抗感染，并可提高免疫功能。

贴心叮咛 体质虚弱、无实火热毒者尽量不要服用。

中耳炎........................

中耳炎就是中耳发炎，是一种常见病。它是由化脓性细菌感染引起的中耳炎症，其症状主要是耳痛、流脓，小儿的全身症状比成人明显，有发热、呕吐等症。严重的可并发脑膜炎、脑脓肿。此病常发生于8岁以下儿童，中医称此病为"耳脓"、"耳疳"，认为是因肝胆湿热、邪气盛行引起。常用于治疗中耳炎的中药及食材有：黄柏、苍耳子、金银花、蒲公英、马齿苋、蕨菜、黄瓜等。这些药材有清热解毒、消炎止痛、排脓的作用。

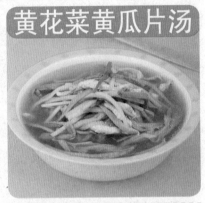

黄花菜黄瓜片汤

|材　料| 黄花菜150克，黄瓜100克，鸡脯肉50克，盐适量，味精，香油3克，葱5克

|制　作| ①将黄瓜洗净切丝，黄花菜洗净，鸡脯肉切丝备用。②净锅上火倒入油，将葱炝香，下入鸡脯肉煸炒，倒入水，调入精盐、味精烧开，加入黄花菜、黄瓜，淋入香油即可。

[医师话语] 黄花菜有止血、消炎、清热、利湿等功效；黄瓜清热利水，解毒消肿。二者合用对中耳炎患者耳痛、流脓症状有缓解作用。

[贴心叮咛] 放盐进去后不要搅拌，否则会有一股生盐味。

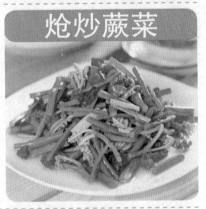

炝炒蕨菜

|材　料| 蕨菜400克，葱15克，干红辣椒50克，盐5克，味精3克

|制　作| ①蕨菜洗净，切段；葱择洗净，切长段；干红辣椒洗净，切段。②先将油烧热，放入干红辣椒段爆香。③再加入蕨菜翻炒3分钟，调入盐、味精，撒上葱花拌匀即可。

[医师话语] 蕨菜中的蕨素对细菌有一定的抑制能力，能清热解毒、扩张血管、安神降压，对中耳炎有很好的食疗效果。

[贴心叮咛] 蕨菜性味寒凉，脾胃虚寒者不宜多食，常人亦不宜多食。

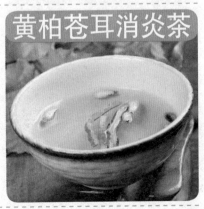

黄柏苍耳消炎茶

|材　料| 黄柏9克，苍耳子10克，绿茶3克

|制　作| 将所有药材放入保温杯中，冲入适量沸水，焖泡15分钟后饮用，每日1剂。

[医师话语] 黄柏清热燥湿、泻火消炎，苍耳子祛风解毒，绿茶降火清心。三者合饮对预防及治疗中耳炎、耳鸣有很好的效果。

[贴心叮咛] 苍耳子有小毒，用时不可过量。血虚所导致头痛、痹痛者忌食。

耳聋耳鸣......

耳鸣是指病人自觉耳内鸣响，如闻蝉声，或如潮声。耳聋是指不同程度的听觉减退，甚至消失。耳鸣可伴有耳聋，耳聋亦可由耳鸣发展而来。二者均与肾有密切的关系。

常用于治疗耳鸣耳聋的中药及食材有：西洋参、红参、紫河车、鹿角胶、鱼头、熟地黄等。西洋参、红参、紫河车有补元气、抗衰老的作用；熟地黄、鹿角胶可滋肾阴；鱼头可补脑开窍。

二参清鸡汤

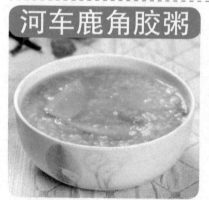

材料 红参20克，桂圆肉15克，西洋参10克，鸡500克，盐5克

制作 ①红参、西洋参、桂圆肉洗净。②鸡洗净斩件，汆去血水。③将2升清水放入瓦煲内，沸后加入鸡块、红参、桂圆肉、西洋参，文火煲3小时，加盐调味即可。

医师话语 温中益气、补精填髓、益五脏，用于因肾精不足所致的耳聋耳鸣、精少精冷等症的辅助治疗。

贴心叮咛 耳聋耳鸣患者应调整心态，不要过度紧张，及时接受医生的诊治。

河车鹿角胶粥

材料 鹿角胶15克，鲜紫河车1/4具，粳米100克，生姜3片，葱白、食盐各适量

制作 ①先煮洗净的粳米做粥，待沸后放入洗净的鹿角胶、紫河车块、姜片、葱白同煮为稀粥。②煮好后加入食盐调味。③每日1剂，分2次温服。

医师话语 补肾阳，益精髓，适用于肾气不足所致的耳鸣失聪、精力不济等症的辅助治疗。

贴心叮咛 生活作息规律，睡眠不宜过长，中青年7～8小时，老年人6小时睡眠即可。

鱼头豆腐汤

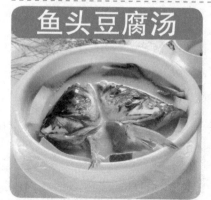

材料 鳙鱼鱼头、水豆腐、姜片、盐、味精、胡椒粉、鸡精、葱花各适量

制作 ①鱼头洗净剁块，水豆腐洗净切成块。②炒锅洗净，小火烧油，油温六成热时下入鱼头煎干；下入姜片炒香，掺鲜汤；下入盐、味精、胡椒粉、鸡精、豆腐煮至入味。③当汤熬至乳白色时，淋入少许香油，撒入葱花即可。

医师话语 鳙鱼头的温补效果很好，能起到治疗耳鸣、头晕目眩的作用。

贴心叮咛 避免过多地接触噪声，避免使用耳毒性药物，调整心态。

结膜炎

结膜炎俗称红眼病，为季节性传染病，多发生在夏秋季，传染性极强，常暴发流行。主要症状有畏光、流泪、眼痒、烧灼痛，有稀薄的分泌物，同时眼睑肿胀，眼结膜充血发红。

常用于治疗结膜炎的中药和食材有：赤芍、菊花、金银花、夏枯草、桑叶等。赤芍清热凉血；菊花、金银花可清热解毒，抗病毒；夏枯草、桑叶可清肝泻火、明目。

赤芍银耳饮

| 材 料 | 赤芍、柴胡、黄芩、知母、夏枯草、麦门冬各10克，牡丹皮8克，玄参8克，梨子1个，白糖120克，罐头银耳300克

| 制 作 | ①将所有的药材洗净，梨子洗净切块，备用。②锅中加入所有药材，加上适量的清水煎煮成药汁。③去渣取汁后加入梨、罐头银耳、白糖，煮至滚后即可。

（医师话语） 滋阴润肺、养胃生津、清热泻肝火、明目，对结膜炎、目赤肿痛的患者有较好的食疗作用。

（贴心叮咛） 养成常用温水和肥皂洗手的习惯，不与他人共用眼药水或眼膏。

枸杞菊花茶

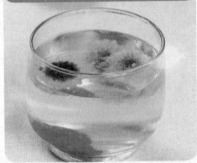

| 材 料 | 白菊花10克，枸杞子15克，桑叶10克，决明子8克

| 制 作 | ①将白菊花、枸杞子、桑叶、决明子洗净备用。②将上述四味药材放入保温杯中，用沸水冲泡。③加盖焖10～15分钟即可，去渣代茶频饮。

（医师话语） 清热泻火、滋阴明目、可用来治疗结膜炎、眼睛干涩红肿等。

（贴心叮咛） 眼睛红肿时，不宜配戴隐形眼镜，眼部不宜化妆。

双花饮

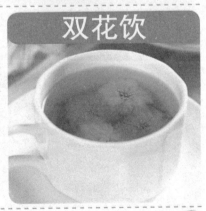

| 材 料 | 金银花30克，白菊花20克，冰糖适量

| 制 作 | ①将金银花、白菊花洗净。②将以上材料放入净锅内，加水600毫升，水开再煎煮3分钟即可关火。③最后调入冰糖，搅拌溶化即可饮用。可分2次服用。

（医师话语） 清热解毒，适用于流感、细菌性痢疾、急慢性肠炎、急性结膜炎等的辅助治疗。

（贴心叮咛） 一旦发现眼部感染，即向医生求助。使用纸巾或一次性毛巾。

白内障

白内障发病具有双侧性特点，两眼发病有前有后。主要症状为视力进行性减退，有时在光亮的背景下可以看到固定的黑点。由于晶体不同部位屈光力变化，可有多视、单眼复视、近视度增加等症状。常用于治疗白内障的中药及食材有：女贞子、枸杞、桑叶、菊花、决明子、猪肝等。女贞子、枸杞可滋补肝肾，对肝肾亏虚引起的白内障有较好的辅助治疗作用；桑叶、菊花、决明子可清肝明目；猪肝可养肝、补血、明目。

党参枸杞猪肝粥

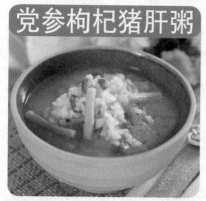

材　料 党参20克，枸杞30克，猪肝50克，粳米60克

制　作 ①猪肝洗净，切片；粳米洗净。②党参洗净切段；枸杞洗净备用。③将党参、枸杞、猪肝、粳米加水同煮成粥即可。

医师话语 滋补肾阴，明目祛翳，用于肝肾阴虚所引起的白内障的辅助治疗。

贴心叮咛 预防白内障：平常注重用眼卫生，不用手揉眼，不用不洁手帕、毛巾擦眼、洗眼。

桑杏菊花甜汤

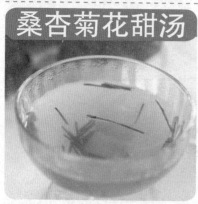

材　料 杏仁粉50克，桑叶、菊花、枸杞各10克，果冻粉15克，细糖25克

制　作 ①将桑叶置入锅中，加水350毫升煮沸约1分钟后关火，滤取药汁。②杏仁粉与果冻粉置入锅中，加入药汁，加热慢慢搅拌；沸后关火，倒入盒中待凉，移入冰箱冷藏凝固。③将菊花、枸杞放入锅中，倒入500毫升清水，煮沸，加细糖搅拌溶化；杏仁冻切块，与备好的汤混合即可。

医师话语 疏风清热，清肝明目，用于感受风热之邪所引起的白内障的辅助治疗。

贴心叮咛 适当放松，保证充足的睡眠。

决明子山楂茶

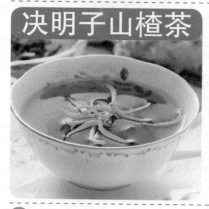

材　料 决明子、山楂、菊花各10克

制　作 ①决明子、山楂冲净，与500毫升水同煮约10分钟。②瓷杯以热水烫过，放入菊花，将山楂、决明子煮的水倒入杯中，待菊花泡开，即可饮用。

医师话语 决明子具有益肾明目、润肠通便、清肝火、祛风湿，对目赤涩痛，畏光多泪，头痛眩晕等症也有一定的缓解功效。

贴心叮咛 决明子与菊花药性偏寒凉，最好餐后饮用，不宜空腹服用。

夜盲症

夜盲症俗称"雀蒙眼"，就是在夜间或光线昏暗的环境下视物不清、行动困难的症状，并伴有视力减退。夜盲症为一种遗传性进行性慢性眼病，多发生于近亲结婚之人，以10至20岁发病较多，常双眼发病，男性多于女性。常用于治疗夜盲症的中药和食材有：苍术、决明子、鳗鱼、菠菜、羊肝等。苍术、决明子均有清肝明目的作用，是治疗眼科疾病的常用药；鳗鱼、菠菜、羊肝均对夜盲症有很好的食疗效果。

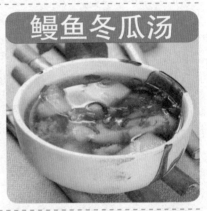

鳗鱼冬瓜汤

[材　料] 决明子10克，枸杞10克，鳗鱼1条，冬瓜300克，盐少许，葱白约20克

[制　作] ①将决明子、枸杞洗净，鳗鱼去鳃和内脏洗净，冬瓜切成小块状，葱白洗净备用。②加入适量水于锅内，将水煮开。③将全部材料放入锅内，煮至鱼烂汤稠，加少许盐，趁热食。

[医师话语] 养肝明目、清心利水，对夜盲症患者有较好的食疗作用。

[贴心叮咛] 对于病情严重的患者，夜间应安静卧床。

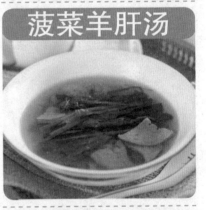

菠菜羊肝汤

[材　料] 谷精草15克，菠菜500克，羊肝1个，盐适量

[制　作] ①将菠菜洗净，焯熟；羊肝洗净，入沸水汆烫；谷精草洗净。②将菠菜、羊肝、谷精草一起放入锅内，加水800毫升，大火煮开转小火煮熟，加盐调味即成。③食肝饮汤，每日1剂，连服3～4剂。

[医师话语] 养肝明目、补充维生素A，对夜盲症有很好的食疗作用。

[贴心叮咛] 预防夜盲症可多吃一些维生素A含量丰富的食品，如鸡蛋、动物肝脏等，提倡食品多样化，营养全面化。

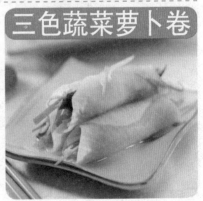

三色蔬菜萝卜卷

[材　料] 胡萝卜40克，白萝卜100克，黄瓜40克，香菇2朵，醋4大匙，少量盐，水1杯

[制　作] ①白萝卜削皮切片。把醋放进水中搅拌均匀，把白萝卜放入醋水中浸泡10分钟。②把胡萝卜、黄瓜切细丝。香菇泡发后去掉茎部切丝。③将黄瓜丝和香菇丝放入锅中炒，放入少量盐。④把泡好的白萝卜铺放在菜板上，然后把炒好的胡萝卜、黄瓜和香菇放在上面卷起来即可。

[医师话语] 胡萝卜含维生素A,能预防夜盲症。

[贴心叮咛] 多补充胡萝卜素提取物，因为β-胡萝卜素可以转化成维生素A,且没有副作用。

青光眼

青光眼，是一种发病迅速、危害性大、可随时导致失明的常见疑难眼病。特征就是眼内压间断或持续性升高的水平超过眼球所能耐受的程度而给眼球各部分组织和视功能带来损害，导致视神经萎缩、视野缩小、视力减退，甚至失明。钩藤、白术可平肝潜阳，降低眼内压，对肝阳上亢引起眼压升高的青光眼症有很好的疗效；桑叶、菊花可清肝泄热，明目降压；芝麻、首乌可滋补肝肾、明目、抗衰老。

钩藤白术饮

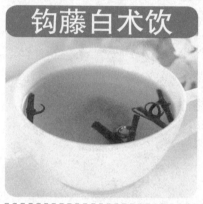

|材　料| 钩藤20克，白术30克，冰糖20克

|制　作| ①白术洗净，加水300毫升，大火煮开后转文火煎煮半小时。②加入洗净的钩藤，再煎煮10分钟。③最后调入冰糖调匀后即可服用。

|医师话语| 凉肝息风、健脾化湿，对青光眼、目赤肿痛等患者有食疗作用。

|贴心叮咛| 常检查自己的眼球是否发硬，看灯光有无虹圈，早发现早治疗。

桑麻糖水

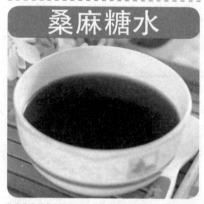

|材　料| 黑芝麻240克，桑叶20克，蜂蜜适量

|制　作| ①桑叶洗净，烘干，研为细末。②黑芝麻洗净捣碎，和桑叶末一起放入锅中，加水600毫升，大火煮开，转小火煎煮20分钟即可关火。③稍凉后加蜂蜜调味即可饮用。每日2次。

|医师话语| 养肝、清热、明目，常食可有效辅助治疗青光眼。

|贴心叮咛| 青光眼患者应避免过度劳累。不要暴饮暴食，多吃蜂蜜及其他利水的食物，如西瓜、冬瓜、赤小豆等。

菊花首乌酒

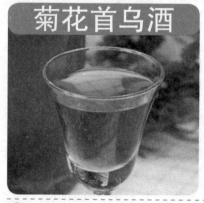

|材　料| 甘菊花2000克，何首乌1000克，当归、枸杞各500克，米酒2000毫升

|制　作| ①将何首乌、当归切片，和甘菊片、枸杞一同放入干净的容器中。②注入米酒，浸泡7~10日即可。口服，每日早、晚饭时取药酒20毫升，用开水冲服。

|医师话语| 散风清热，平肝明目。此酒对青光眼具有很好的食疗作用。

|贴心叮咛| 青光眼患者应保持愉快的情绪，防止眼内压升高。保持良好充足的睡眠。少在光线暗的环境中工作或娱乐。

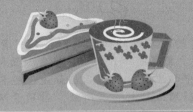

第十章
皮肤科疾病

　　皮肤是人体最大的器官，总面积为1.5～2平方米。皮肤由表皮、真皮和皮下组织构成，并含有附属器官（汗腺、皮脂腺、指甲、趾甲）以及血管、淋巴管、神经和肌肉等。皮肤保持着人体内环境的稳定，在生理上起着重要的保护作用，同时也参与人体的代谢过程。

　　皮肤病的发病率很高，主要症状为皮疹、瘙痒、有渗出物，有的可伴有腹痛、恶心、呕吐、胸闷、心悸等。

　　常见的皮肤科疾病有痤疮、湿疹、痱子、荨麻疹、带状疱疹、黄褐斑、冻疮、扁平疣、牛皮癣、白癜风、脱发症等。

　　本章简要介绍了皮肤科各个疾病的主要症状以及对症药材和食材，并精心为患者搭配了科学合理的药膳来进行食疗。

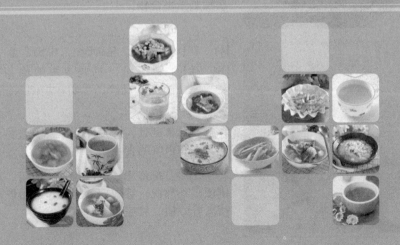

痤疮

痤疮是美容皮肤科的最常见的病种之一，又叫青春痘、粉刺、毛囊炎，常见于正处于发育期的青少年，好发于面部、前胸和后背。皮疹为明显扩大的毛孔中的黑点，挤出后形如白色粉状豆渣，顶端发黑。多因体内热甚、湿热蕴结或肝郁气滞所致。常用于治疗痤疮的中药和食材有：葛根、知母、薏米、苦瓜、山竹等。葛根、知母可清热泻火、生津止渴，薏米、苦瓜、山竹可泻火解毒、利湿排脓。

清热苦瓜汤

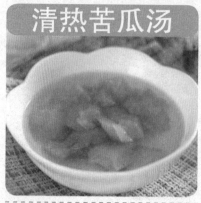

|材　料| 薏米50克，苦瓜400克，冰糖20克

|制　作| ①苦瓜洗净，去籽；薏米洗净，用温水泡1小时备用。②锅中加水1000毫升，放入薏米大火煮15分钟。③再放入苦瓜煮熟，最后加入冰糖即可。

[医师话语] 本品具有清热利湿、解毒祛痘的功效，适用于痤疮、痱子、咽喉肿痛、口舌生疮等症。

[贴心叮咛] 不要用手挤压痤疮。注意个人卫生及皮肤清洁，每日用温水和洗面奶洗脸，祛除黑头和油腻。

葛根粉粥

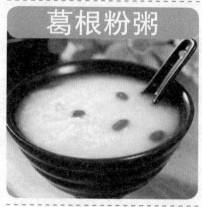

|材　料| 葛根30克，知母10克，大米100克

|制　作| ①将大米洗净，用水泡发。②将葛根、知母清洗，打成粉末。③大米与葛根、知母粉同入砂锅内，加600毫升水，用文火煮至米开粥稠即可。

[医师话语] 本品具有清热除烦、生津止渴、泻火祛痘等功效，适合痤疮患者食用。

[贴心叮咛] 痤疮患者应少吃脂肪类、糖类、辛辣刺激类食物。

山竹奶露

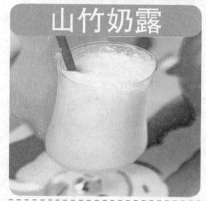

|材　料| 山竹4个，马蹄5个，牛奶适量

|制　作| ①将山竹、马蹄去皮取肉备用。②再将山竹肉、马蹄、牛奶一起倒入搅拌机中。③搅拌均匀即可。

[医师话语] 此饮对于皮肤不太好、营养不良的人群有很好的食疗作用。

[贴心叮咛] 痤疮患者应保持大便通畅，定时排便。不熬夜，养成好的生活作息习惯。保持良好心情。对症药膳。

痱子

痱子是夏天最多见的皮肤急性炎症，由毛孔阻塞引起，多发生在颈、胸背、肘窝、腘窝等出汗多的部位，小孩可发生在头部、前额等处。初起时皮肤发红，出现针头大小的红色丘疹或丘疱疹，密集成片，其中有些丘疹呈脓性。伴有剧痒、灼热、疼痛等表现。

常用来治疗痱子的食物有：苦瓜、绿豆、丝瓜、凉薯等。这些食物均有清热解暑、泻火解毒的作用，对痱子有很好的食疗作用。

苦瓜黄豆煲排骨

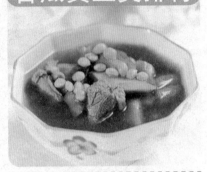

|材 料| 排骨300克，黄豆200克，苦瓜100克，盐5克，味精3克，料酒少许

|制 作| ①排骨洗净，剁成段；苦瓜洗净，去瓤，去籽，切段；黄豆泡发。②锅中加水烧沸，倒入排骨焯去血水后，捞出。③锅上火，加油烧热，下入排骨爆香后，加入苦瓜段、高汤、料酒，倒入黄豆，炖煮45分钟，调入盐、味精即可。

[医师话语] 此品清暑除热、明目解毒。可治疗感暑烦渴，暑疖，痱子，眼结膜炎等症。

[贴心叮咛] 苦瓜性寒，体虚、脾胃虚弱者不宜多食。

百合绿豆凉薯汤

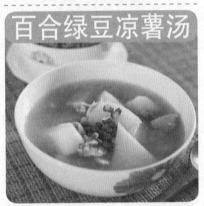

|材 料| 百合150克，绿豆300克，凉薯1个，瘦肉1块，盐5克，味精3克，鸡精2克

|制 作| ①百合泡发；瘦肉洗净，切成块。②凉薯洗净，去皮，切成大块。③将所有备好的材料放入煲中，以大火煲开，转用小火煲15分钟，加入盐、味精、鸡精调味即可。

[医师话语] 百合、绿豆清热解暑、泻火解毒，对痱子有很好的食疗功效。

[贴心叮咛] 煲绿豆的时候最好煲沸后再加适量冷水，反复几次才易熟烂。

丝瓜茶

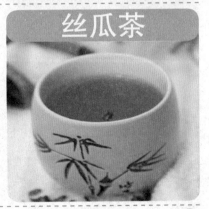

|材 料| 茶叶5克，鲜丝瓜200克，盐少许

|制 作| 将丝瓜洗净切成厚片，加盐水煮熟，掺入5克茶叶冲泡后即可饮茶汁。

[医师话语] 丝瓜甘凉，功能祛风化痰、凉血解毒，临床可用以治疗疔疮、痈肿、痰喘咳嗽等症，对痱子也有不错的食疗效果。

[贴心叮咛] 丝瓜性寒，体虚内寒、腹泻者不宜多食。

荨麻疹

荨麻疹是一种常见的皮肤病，是多种不同原因所致的一种皮肤黏膜血管反应性疾病，中医称"瘾疹"、"风疹块"。常突然发生，成批出现，为鲜红或苍白风疹团，可于数小时至十多个小时内消失。一天内可反复发作几次，瘙痒剧烈难忍，在搔抓或受到机械刺激后，肌肤上可出现条状疹团。金银花、菊花、绿豆、黄芩均有清风热、泻火解毒的作用；赤芍凉血止血，防风祛风止痒。

金银花黄绿豆汤

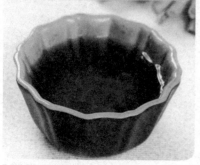

材料 金银花10克，冰糖10克，黄豆30克，绿豆160克，水1000毫升

制作 ①将黄豆、绿豆洗净、泡发，入锅中加水1000毫升左右，开大火煮至水沸，再转小火续煮至豆熟透。②再将金银花洗净，下入汤中煮5分钟。③然后将水面上浮起的金银花、豆皮撇去，最后加冰糖调匀即成。

医师话语 清热凉血、透疹消肿，可辅助治疗热毒引起的荨麻疹。

贴心叮咛 荨麻疹患者饮食宜清淡，避免刺激及易致敏性食物，保持大便通畅。

赤芍菊花茶

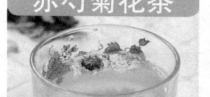

材料 赤芍12克，黄菊花15克，冬瓜皮20克，蜂蜜适量

制作 ①将所有的药材清洗干净后备用。②将赤芍、黄菊花、洗净的冬瓜皮一起放入锅中煎煮成药汁。③去除药渣后，调入蜂蜜即可。

医师话语 活血凉血、透疹解毒，可用来治疗荨麻疹、疥疮、皮肤瘙痒等症。

贴心叮咛 荨麻疹患者的室内禁止放花卉及喷洒杀虫剂，防止花粉及化学物质再次致敏。

黄芩解毒茶

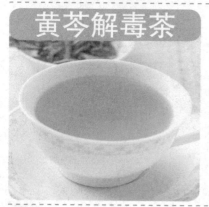

材料 黄芩、连翘各10克，芦荟醋30毫升

制作 ①黄芩、连翘加水500毫升。②先用大火煮沸后，再转小火煮10分钟，取汁去渣待冷，加上芦荟醋即可饮用。

医师话语 此茶泻解毒火，抗菌抗病毒，清热燥湿，可治流感病毒，用于暑温胸闷呕吐、泻痢疮毒、高热烦渴、胎动不安等症。

贴心叮咛 荨麻疹患者应尽量不搔抓，以免引起皮损增加，瘙痒加剧。戒烟酒、不要热敷，对症药膳。

湿疹

湿疹是一种具有多型性皮疹及渗出倾向，伴有剧烈瘙痒，易反复发作的皮肤炎症。常在红斑基础上有针头到粟粒大小的丘疹，严重时发展到渗液或者结痂，炎症反应明显，有小水泡，常融合成一片，边界不清。常用于治疗湿疹的中药及食材有：苍术、苍耳子、防风、土茯苓、白鲜皮、地肤子、田螺等。苍耳子、防风有祛风止痒的作用；苍术、土茯苓、白鲜皮、地肤子、田螺可清热燥湿，止痒。

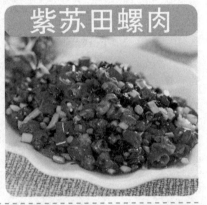

紫苏田螺肉

[材　料] 鲜紫苏80克，去壳田螺肉300克，地肤子10克，蒜薹100克，生姜15克，指天椒5克，盐、味精、鸡精、香油各适量

[制　作] ①田螺洗净煮熟；紫苏洗净；生姜切片；指天椒切圈；蒜薹切粒。②地肤子入锅，加清水熬煮10分钟起锅，去渣取汁。③锅中入油，放入生姜、指天椒、蒜薹、紫苏炒香，下入田螺和盐、味精、鸡精炒入味，淋上③中地肤子汁和香油即可。

[医师话语] 此菜有清热解暑、利尿止渴、滋阴补肾等功效。

[贴心叮咛] 湿疹患者应注意皮肤卫生。

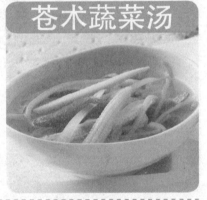

苍术蔬菜汤

[材　料] 鱼腥草10克，苍术10克，白萝卜200克，西红柿250克，玉米100克，绿豆芽15克，清水800毫升，盐适量

[制　作] ①将鱼腥草、苍术入锅加水煎汁备用。②白萝卜去皮，刨丝；西红柿洗净，切片；玉米笋、绿豆芽洗净。③药汁倒入锅，加入全部蔬菜煮熟，加盐调味即可。

[医师话语] 清热解毒、燥湿消疹，对湿疹、皮肤溃烂感染流脓等症均有疗效。

[贴心叮咛] 湿疹患者应禁食酒类、辛辣刺激性食品，避免鱼虾等易于致敏和不易消化的食物。

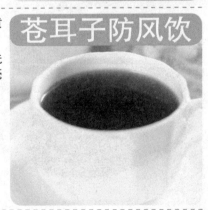

苍耳子防风饮

[材　料] 苍耳子25克，防风20克，连翘、黄芩各10克，冰糖适量

[制　作] ①将苍耳子、防风、连翘、黄芩洗净，置于锅中，加水600毫升煎熬至400毫升。②最后加入冰糖搅拌溶化即可关火。分2次服用，1日1剂。

[医师话语] 祛风解表、透疹止痒，可用来治疗风热型湿疹、荨麻疹、皮肤瘙痒、疥疮等症。

[贴心叮咛] 苍耳幼苗有剧毒，切勿采食。

带状疱疹

带状疱疹是由水痘——带状疱疹病毒所引起的，多缠腰成串而发者，痛如火燎。中医称为"蛇串疮"。疱疹初起时皮肤呈不规则红斑，数小时后在红斑上发生水疱，逐渐增多合为大疱，严重者可为血疱，有继发感染则为脓疱，患处有烧灼感疼痛。数日后，疱浆混浊而吸收，终呈痂壳，1～2周脱痂，遗留的色素也逐渐消退。白及具有敛疮生肌的作用，可加速皮肤愈合；金银花、马齿苋、葛根、黄连清热泻火、解毒消疹。

大蒜白及煮鲤鱼

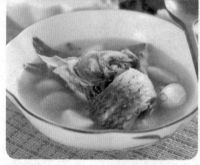

材　料 白及15克，鲜马齿苋30克，鲤鱼1条（约350克），大蒜10克

制　作 ①将鱼去鳞、鳃及内脏，洗净切成段；大蒜、白及洗净备用。②鲤鱼与大蒜、白及一同煮汤，鱼肉熟后即可食用。③吃鱼喝汤，每日1剂，连服数天。

医师话语 解毒消肿，止血生肌，对带状疱疹、皮肤溃烂有一定的食疗作用。

贴心叮咛 带状疱疹皮肤溃烂者，穿棉质衣服，勤换衣，衣服用开水烫洗消毒。

金银花绿豆粥

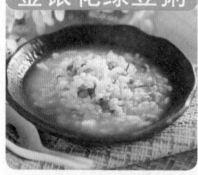

材　料 金银花50克，绿豆50克，粳米100克，冰糖适量

制　作 ①先将绿豆、粳米洗净浸泡数小时，金银花洗净，加水煎汁。②再将淘洗干净的粳米、绿豆一同放入锅中，待煮至粥快成时，倒入金银花汁，至绿豆开花，粥稠时即可关火。

医师话语 清热解毒、消肿止痛，对带状疱疹、痤疮、属于湿热型的湿疹均有疗效。

贴心叮咛 忌食辛辣刺激、肥甘厚味及易发痼疾的食物，痒痛者切勿用手抓挠。

粉葛煲花豆

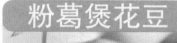

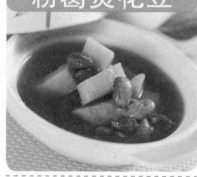

材　料 粉葛200克，花豆20克，生姜5克，白糖15克

制　作 ①粉葛去皮，切成小段；生姜去皮，切成片；花豆泡发，洗净。②煲中加适量水烧开，下入花豆、粉葛一起以大火煲40分钟。③快煲好时，下入白糖再煲10分钟，至粉葛、花豆全熟即可盛出食用。

医师话语 此菜具有益气血、健筋骨、通小便之功效，能治小便不利、热淋，对带状疱疹有食疗作用。

贴心叮咛 带状疱疹患者保持局部干燥、清洁，注意休息。

黄褐斑

黄褐斑也称为肝斑和蝴蝶斑，是面部黑变病的一种症状，是发生在颜面的色素沉着斑。皮损为淡褐色或黄褐色斑，边界较清，形状似蝴蝶状，对称分布于眼眶附近、额部、眉弓、鼻部、两颊、唇及口周等处，无自觉症状及全身不适症状。当归、川芎、白芍、香附、桃仁、元胡具有行气活血、化瘀消斑的作用；牡丹皮、泽泻、赤芍清热利湿、凉血消斑。

四物乌鸡汤

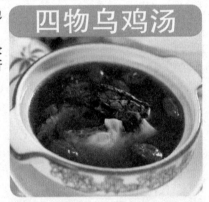

|材　料| 当归8克，川芎5克，白芍8克，熟地黄5克，红枣5颗，乌骨鸡腿1只，盐2小匙

|制　作| ①鸡腿洗净剁块，放入沸水中氽烫，捞起冲净；所有药材洗净。②鸡肉和所有药材一起盛入锅中，加7碗水以大火煮开，转小火续煮30分钟。③熄火加盐调味即可。

（医师话语）补血活血，化瘀消斑，对黄褐斑、皮肤暗沉以及月经不调等症均有食疗作用。

（贴心叮咛）黄褐斑患者应防日晒，慎用各种化妆品。注意调节情绪，保持愉快的心情和充足的睡眠。

归元酒

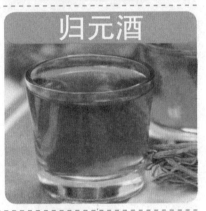

|材　料| 当归、桂圆肉各150克，白酒500毫升

|制　作| ①将当归和桂圆肉置容器中。②加入白酒，密封，浸泡7天后，过滤去渣，即成。

（医师话语）此酒能养血益颜，改善黑色素沉着、皮肤老化等。

（贴心叮咛）黄褐斑患者要增强营养，多吃蔬菜、水果。注意防晒，尽量避免紫外线的照射，注意皮肤日常护理。

菊花珍珠饮

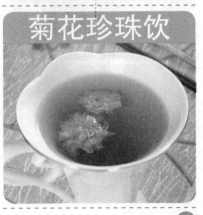

|材　料| 菊花10克，珍珠粉1克，丹参8克，水适量

|制　作| ①将菊花、丹参洗净。②将菊花、丹参、珍珠粉放入煲锅内，加水800毫升，大火煮开后再煎煮5分钟。③滤出茶水即可饮用。

（医师话语）清热凉血，化瘀消斑，对黄褐斑、雀斑均有一定的疗效。

（贴心叮咛）菊花性寒，脾胃虚弱者不宜过多食用，菊花配合枸杞子泡茶，可降压降脂，清肝泻火，养阴明目。

冻疮

冻疮是指人体受寒邪侵袭所引起的损伤。因天气寒冷所引起，多发生在手脚的末端、鼻尖、面颊和耳部等处。患处皮肤苍白、发红、水肿、发痒热痛、有肿胀感。严重的可出现紫血疱，引起患处坏死，溃烂流脓疼痛。花椒、羊肉、肉桂具有温里散寒的作用，对阳虚怕冷的冻疮患者效果较好；当归、川芎、白酒有活血散瘀的作用，可加速全身气血运行，有效防治冻疮。

花椒羊肉汤

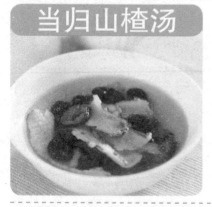

材　料 当归30克，生姜15克，羊肉500克，花椒3克，味精、盐、胡椒粉各适量

制　作 ①羊肉洗净，切块；生姜洗净切片；当归洗净。②花椒、生姜片、当归和羊肉块一起置入砂锅中。③加水煮沸，再用文火炖1小时，再加入味精、盐、胡椒粉调味即成。

医师话语 暖中补虚，益肾壮阳，对畏寒怕冷、冻疮的患者有很好的温补作用。

贴心叮咛 将生姜切片，摩擦常患冻疮处对冻疮有很好的疗效。

当归山楂汤

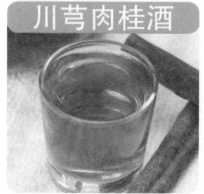

材　料 当归15克，红枣10克，山楂15克，水1500毫升

制　作 ①将红枣泡发，洗净；山楂、当归洗净。②将红枣、当归、山楂一起放入砂锅中。③加水煮沸，改文火煮1小时即可。

医师话语 行气活血，温里散寒，对冻疮、血瘀型痛经、月经不调均有很好的食疗作用。

贴心叮咛 为了预防冻疮的产生，我们在日常生活中应该进行耐寒锻炼，如冷水洗脸、冷水洗足，或冬泳。

川芎肉桂酒

材　料 川芎、肉桂各30克，白酒1000毫升

制　作 ①将川芎和肉桂洗净，切碎，置容器中。②加入白酒，密封，浸泡7天后即可取用。

医师话语 此酒补中益气、温经通脉，可改善中气不足、精神萎靡、面黄肌瘦等症。

贴心叮咛 川芎具有活血的功效，月经过多，孕妇及出血性疾病慎服；阴虚火旺者禁服。

扁平疣

扁平疣是一种病毒性皮肤病，是由乳头状瘤病毒HPV3和HPV5感染引起的皮肤赘生物。表现为分散分布、质地柔软、顶部光滑、粟粒至绿豆大、淡褐或高出皮肤表面的扁平状丘疹。常用于治疗扁平疣的药材及食材有：苍耳子、地肤子、黄芩、知母、薏米、丝瓜等。苍耳子、地肤子、均有清热利湿，抗病毒的作用；黄芩、知母、薏米、丝瓜可清热解毒，对湿热型扁平疣有一定的食疗效果。

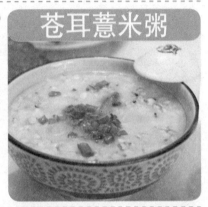

苍耳薏米粥

| 材　料 | 苍耳子10克，薏米20克，大米100克，白糖10克

| 制　作 | ①将苍耳子、薏米去杂质，洗净；大米淘洗干净。②把苍耳子装入纱布袋包好，扎紧袋口，将所有材料放入锅中，加水700毫升。③把锅置武火上烧沸，再用文火炖煮45分钟，取出苍耳子即成。

（医师话语）清热祛湿，解毒杀菌，对扁平疣、皮肤瘙痒等症均有疗效。

（贴心叮咛）冬瓜性寒，脾胃虚寒、肾虚者不宜多服。

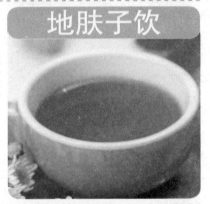

地肤子饮

| 材　料 | 地肤子15克，知母、黄芩、猪苓、瞿麦、升麻、通草各10克，蜂蜜少许

| 制　作 | ①将以上所有药材洗净。②放入全部药材至锅中，加入清水800毫升，煮取药汁300毫升，调入蜂蜜即可。分3次温服。

（医师话语）凉血祛风，消肿止痒，适合扁平疣、湿疹、荨麻疹等患者食用。

（贴心叮咛）已感染扁平疣者，不宜搔抓，应及时到专科医院接受治疗，以免自身接种传播。

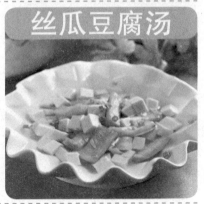

丝瓜豆腐汤

| 材　料 | 鲜丝瓜150克，嫩豆腐200克，姜10克，葱15克，盐、味精、酱油、米醋适量

| 制　作 | ①将丝瓜削皮，洗净切片；豆腐洗净切小块；姜切丝；葱切末。②砂锅上火，放入油烧热，投入姜丝、葱末，煸香，加适量水，下豆腐块和丝瓜片，大火烧沸。③改用小火煮3~5分钟，调入盐、味精、酱油、米醋，煮匀即可。

（医师话语）丝瓜清热解毒、凉血化痰。与豆腐合用对扁平疣有食疗功效。

（贴心叮咛）远离激素类药物，通过一些合理的治疗来治愈。

牛皮癣

牛皮癣又称为银屑病，是一种常见的慢性炎症性皮肤病，中医称之为白疕风。初发时为针头至扁豆大的炎性扁平丘疹，逐渐增大为淡红色浸润斑，境界清楚，覆着多层银白色鳞屑。刮除表面鳞屑，则露出一层淡红色发亮的半透明薄膜。再刮除薄膜，则出现小出血点。常用于治疗牛皮癣的中药及食材有：牛蒡、连翘、绿茶、防风、丹参、山楂、白酒等。牛蒡、连翘、防风可疏风散热；生地黄、丹参可凉血消斑，活血化瘀；山楂、白酒可活血化瘀。

牛蒡连翘饮

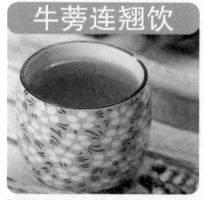

|材　料| 牛蒡子、连翘和金银花各20克，蜂蜜10克

|制　作| ①将牛蒡子、连翘和金银花分别洗净。②置锅火上，加水600毫升，将牛蒡子、连翘、金银花放入锅中，大火煮沸后再煮3分钟即可关火。③去渣留汁，待药汁稍凉后加入蜂蜜即可。

[医师话语] 清热解毒，杀菌消癣，对牛皮癣、湿疹等病有一定的食疗作用。

[贴心叮咛] 牛蒡、连翘、金银花均性寒，脾胃虚弱者不宜食用。

山楂绿茶饮

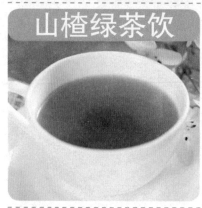

|材　料| 山楂片25克，绿茶3克

|制　作| ①山楂片、绿茶洗净。②将绿茶、山楂片入锅，加水500毫升，煮沸即可关火，滤去药渣，留汁饮用。分3次温饮，每日1剂。

[医师话语] 本品具有凉血活血，抑菌散瘀的功效，可辅助治疗牛皮癣。

[贴心叮咛] 牛皮癣患者应用温水洗澡，禁用强碱性肥皂、洗发水洗浴。

三味地黄酒

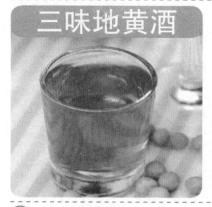

|材　料| 生地黄100克，熟大豆200克，牛蒡根100克，白酒2000毫升

|制　作| ①将生地黄和牛蒡根切末，和大豆装入纱布袋内，放入干净的器皿中。②放入白酒浸泡，密封。③5日后开启，过滤后装瓶备用。

[医师话语] 此品有活血、利水、祛风、解毒之功，治水肿胀满，风毒脚气，黄疸浮肿，风痹疼挛等症。

[贴心叮咛] 牛皮癣患者居住条件要干爽、通风。衣物干净柔软，定时更换内衣及床单，防止皮肤感染。

白癜风 ·········

白癜风在中医文献中又称"白癜"，或"白驳风"。主要症状有：头部、脸部、躯干和四肢等部位出现大小不等的单个或多个不规则纯白色斑块，白色斑块面积逐渐扩大，数目增多。白斑边界清楚，斑内毛发也呈白色，表面光滑，无鳞屑或结痂。中医认为白癜风主要因风邪搏于肌肤或气血不和所致。何首乌滋阴补血；白蒺藜、旱莲草、白芷祛风消斑；赤芍凉血解毒；桃仁、醋活血化瘀。

|材　料| 何首乌15克，白蒺藜5克，旱莲草5克，乌鸡1只

|制　作| ①将乌鸡宰杀，去毛，去内脏，斩件洗净；将何首乌、白蒺藜、旱莲草三味中药洗净备用。②锅内加适量水，放入乌鸡块和以上三味中药材，用慢火煮熟后即可。③每日2次，食肉喝汤。

(医师话语) 凉血消斑，祛风止痒，对白癜风有较好的食疗作用。

(贴心叮咛) 白癜风患者应少抽烟喝酒，少吃辛辣刺激性食品，少吃含维生素C的食品。

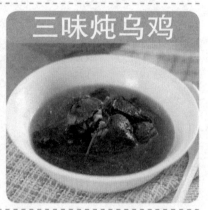

三味炖乌鸡

|材　料| 赤芍5克，桃仁8克，蜂蜜适量，水300毫升

|制　作| ①将赤芍和桃仁洗净，研末，装入纱布袋，扎紧。②将纱布袋加入壶中，注入热开水，泡半个小时。③泡好后取出药袋，加入适量蜂蜜调味。

(医师话语) 行气活血，化瘀消斑，对白癜风有一定的食疗作用。

(贴心叮咛) 白癜风患者应避免直接接触化工原料、油漆涂料、重金属盐类有害物。

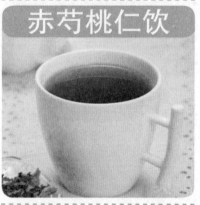

赤芍桃仁饮

|材　料| 茯苓10克，白芷10克，水果醋10毫升

|制　作| ①茯苓、白芷用清水清洗干净。②茯苓、白芷加水500毫升煮成300毫升后，取汁去渣待冷，加入水果醋即可饮用。

(医师话语) 此茶对神经衰弱引起的失眠、头晕、头痛、眼花等症状有可靠疗效，对中枢神经系统有兴奋与强壮作用，能改善人的智力活力，提高工作效率。

(贴心叮咛) 水果醋有助于消化，且有美容功效，是爱美女性的一大佳品。

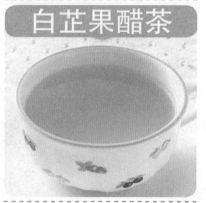

白芷果醋茶

脱发症 ......

脱 发主要有头发油腻，如同擦了油一样，亦有焦枯发蓬，缺乏光泽，有淡黄色鳞屑固着难脱，或灰白色鳞屑飞扬，自觉瘙痒等症状。若是男性脱发，主要是前头与头顶部成片脱落；女性脱发在头顶部，头发变得稀疏，但不会完全成片地脱落。中医认为脱发主要因肾虚或血虚所引起。首乌、黄精、熟地黄、猪肝可滋阴补肾、养血生发；对肾虚以及血虚型脱发均有疗效；芝麻可补肾乌发；生姜有较好的止痒生发效果，对脂溢性脱发有一定的效果。

首乌黄精肝片汤

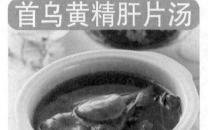

|材　料| 何首乌10克，黄精5克，猪肝200克，胡萝卜1根，鲍鱼菇6片，葱1根，姜1小块，蒜薹2～3根，盐适量

|制　作| ①将以上药材和食材洗净；胡萝卜切块，猪肝切片，蒜薹、葱切段；将何首乌、黄精煎水去渣。②猪肝用开水汆去血水。③将药汁煮开，将所有食材放入锅中，加盐煮熟即成。

医师话语 滋阴补肾、乌发明目，肝肾阴虚引起的脱发、须发早白，以及两目干涩有很好的作用。

贴心叮咛 中寒泄泻，痰湿痞满气滞者忌服黄精。

首乌芝麻茶

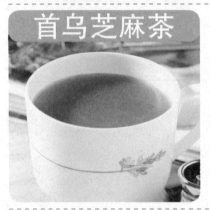

|材　料| 何首乌（已制过，熟的）25克，黑芝麻粉20克

|制　作| ①将何首乌洗净备用。②何首乌加水800毫升，大火煮开后转小火再煮20分钟关火。③滤渣后加入黑芝麻粉，调成糊状，即可饮用。

医师话语 本品具有补肝肾、益精血、乌发明目的功效，常食可防治头发早白、掉发、脱发等症状。

贴心叮咛 芝麻还具有养血的功效，可以治疗皮肤干枯、粗糙，令皮肤细腻光滑、红润光泽。

生姜汁生发水

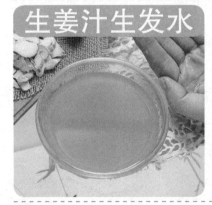

|材　料| 生姜20克，乙醇1/2杯，水2杯

|制　作| ①把生姜洗净切成薄片，放入锅中，倒入水一起煮。②煮到水分为原来的一半，且呈黄色时为止。用筛子过滤掉生姜，只留下生姜汤。③把酒滴入生姜汤中搅拌均匀，放入带有盖子的容器内。

医师话语 生姜能促进血液循环，促进新陈代谢，把煮生姜的水或生姜汁涂抹在头部，对脱发有很好的效果。

贴心叮咛 生姜与红糖熬汤趁热服用，可治疗感冒轻症，也可用作预防感冒药物。

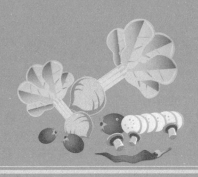

第十一章
神经及精神科疾病

　　神经系统由神经元和神经胶质组成，可分中枢神经系统和周围神经系统两大部分。其主要功能是由感受器接收来自人体内、外环境的各种信息，经脑和脊髓的各级中枢神经整合后，经周围神经控制和调节机体各个系统和器官的活动。

　　临床上常见的神经科疾病包括头痛、帕金森病、三叉神经痛、坐骨神经痛、眩晕症、面瘫等；精神科疾病包括神经衰弱、失眠、健忘症、抑郁症、老年痴呆症等。

　　本章简要介绍了神经和精神系统各个疾病的主要症状以及对症药材和食材，并精心为患者搭配了科学合理的药膳来进行食疗。

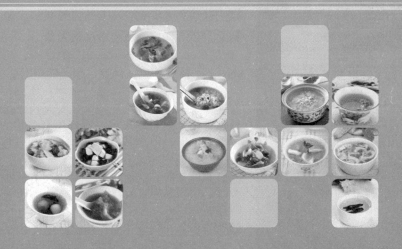

抑郁症 ....

抑郁症是一种常见的心境障碍，可由各种原因引起。临床症状典型的表现包括三个维度活动的降低：情绪低落、思维迟缓、意志活动减退；严重者可出现自杀念头和行为。多数病例有反复发作的倾向。柴胡、郁金、丹参均有疏肝解郁的作用，对肝气郁结引起的抑郁症有较好的辅助作用；合欢皮、柏子仁有养心安神的作用，对抑郁症患者失眠多梦等症状均有一定的效果。

当归郁金猪蹄汤

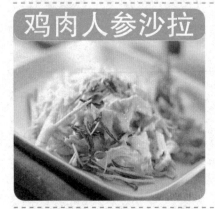

|材　料| 当归10克，郁金8克，猪蹄250克，蜜枣5枚，生姜15克，盐适量

|制　作| ①将猪蹄处理干净后在沸水中煮2分钟，捞出，斩块备用；其他用料洗净，生姜拍裂备用。②将全部用料放入锅内，加水盖过所有材料，大火烧沸后，转文火煮3小时。③待猪蹄熟烂后加盐调味即可。

医师话语 理气活血，疏肝解郁。用于面色萎黄、郁郁寡欢、胸胁胀痛等症的食疗。

贴心叮咛 郁金性凉，行气解郁，凉血破瘀。阴虚失血及无气滞血瘀者忌服，孕妇慎服。

鸡肉人参沙拉

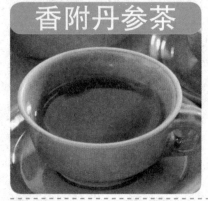

|材　料| 鸡胸脯4块，鸡肉调味料，人参100克，黄瓜1/2根，胡萝卜50克，梨1/2个，红枣5粒，松子粒一大匙，少量盐，松子沙拉酱，葱、蒜若干

|制　作| ①把鸡肉洗净后，用鸡肉调味料腌渍。②大葱切条，大蒜切成片；把葱蒜放入腌渍好的鸡肉上面，再放入蒸锅中蒸熟，最后把鸡肉撕成细条。③把人参、黄瓜、胡萝卜、梨和红枣切成丝，与鸡肉搅拌均匀。然后把松子沙拉酱放入碗中搅拌均匀，撒在鸡肉沙拉上即可。

医师话语 人参能缓解压力、疲劳、抑郁症等。

贴心叮咛 实症、热症者忌服人参。

香附丹参茶

|材　料| 香附10克，丹参、柏子仁各8克

|制　作| ①将香附、丹参、柏子仁洗净，研磨成粉末状备用。②在锅中加入大约1500毫升水，用武火将水煮沸。③将所有备用的药材加入锅中，并用文火煮20分钟即可，代茶饮用。

医师话语 养心活血、疏肝解郁，用于郁闷不舒、烦躁易怒、心悸失眠、胸胁刺痛等症的辅助治疗。

贴心叮咛 凡气虚无滞、阴虚血热者忌服。

失眠

失眠，指无法入睡或无法保持睡眠状态，由各种原因引起入睡困难、早醒、梦多及睡眠时间不足或质量差等。多发于压力大、精神紧张或情绪波动大的人群，以及患有精神障碍疾病的患者。常用于治疗失眠的中药及食材有：酸枣仁、柏子仁、龙眼肉、百合、灵芝、银耳等。酸枣仁、柏子仁、百合均有宁心安神的功效；龙眼肉养血安神，对血虚引起的失眠有较好的疗效；灵芝益气补虚、安神助眠。

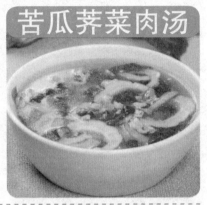

苦瓜荠菜肉汤

｜材　料｜ 远志5克，柏子仁8克，鲜苦瓜200克，荠菜50克，猪瘦肉100克

｜制　作｜ ①猪瘦肉洗净切片；苦瓜去瓤洗净切片；荠菜去根，洗净。②将远志、柏子仁洗净，装入纱布袋，扎紧。③先将药袋加水适量，文火煮20分钟，捞出，再加入荠菜、苦瓜、瘦肉煮熟，调味。

〔医师话语〕 清热泻火、养心安眠，用于心火旺所致的心悸失眠、烦躁易怒等症。

〔贴心叮咛〕 苦瓜性凉，脾胃虚弱者不宜多吃。

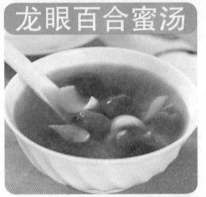

龙眼百合蜜汤

｜材　料｜ 干龙眼250克，蜂蜜250克，百合40克，鲜姜汁2汤匙

｜制　作｜ ①干龙眼去壳，再将龙眼肉、百合洗净。②龙眼、百合放入锅中，加水适量，煎煮至熟烂。③加入姜汁，文火煮沸，待冷至65℃以下时，放入蜂蜜调匀即可。

〔医师话语〕 龙眼肉能补血安神、益脑力。蜂蜜与百合对神经衰弱均有一定疗效，可缓解神经衰弱引起的头痛、失眠、贫血等。

〔贴心叮咛〕 百合虽能补气，亦伤肺气，不宜多服。

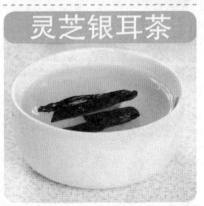

灵芝银耳茶

｜材　料｜ 灵芝5克，夜交藤（即首乌藤）8克，银耳10克，冰糖15克

｜制　作｜ ①将灵芝、银耳、夜交藤用清水漂洗干净，银耳要泡发浸透。②然后将三者切成碎片，置于热水瓶中，冲入适量沸水。③加盖焖一夜，次晨加入冰糖，烊化后即可。

〔医师话语〕 滋阴润肺、安神助眠，用于心气虚所致的心悸、失眠多梦、易惊醒等症的辅助治疗。

〔贴心叮咛〕 极少数人对灵芝有过敏反应，该类人不宜食用灵芝。

健忘

健忘是指记忆力差、遇事易忘的病症。多因心脾亏损，年老精气不足，或瘀痰阻痹等所致。常见于神劳、脑萎、头部内伤、中毒等脑系为主的疾病之中。常用于健忘症的中药及食材有：黄芪、灵芝、鹌鹑蛋、红枣等。黄芪可补气健脾；灵芝养心补脑，对心脾两虚的健忘症患者有较好的疗效；鹌鹑蛋富含卵磷脂，可补脑益智，增强记忆力；红枣补益气血。

黄芪灵芝炖肉

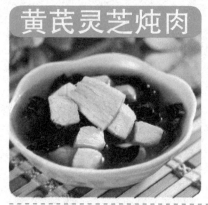

材料 灵芝15克，黄芪15克，瘦猪肉500克，料酒、葱、姜、盐、胡椒粉各适量

制作 ①将灵芝、黄芪洗净，润透切片；葱、姜洗净拍碎；瘦猪肉洗净后放入沸水锅中汆去血水，捞出用清水洗净，切成小方块。②将灵芝、黄芪、瘦猪肉、葱、姜、料酒、盐同入碗内，注入适量清水，隔水炖煮。③烧沸后，撇去浮沫，改用文火炖，炖至猪肉熟烂，用盐、胡椒粉调味即成。

（医师话语）补脾养心，补肺益肾，增强记忆，可改善失眠、健忘、记忆衰退等症状。

（贴心叮咛）多吃有助增强记忆力的食物。

灵芝鹌鹑蛋汤

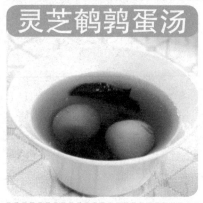

材料 灵芝6克，红枣12枚，鹌鹑蛋12克，白糖适量

制作 ①鹌鹑蛋洗净，放入锅中，加水适量，用文火煮5分钟，捞出后去壳备用。②将灵芝洗净、切碎，红枣洗净、去核。③将灵芝、红枣同时放入砂锅内，加适量水，放入煮熟的鹌鹑蛋，用武火烧沸后，改用文火煮至灵芝出味，调入白糖即成。

（医师话语）补气益肾，补脑安神，对改善精气不足、记忆衰退等症有较好的食疗作用。

（贴心叮咛）鹌鹑蛋的胆固醇含量高，脑血管病人及老人不宜多食。

红枣茶

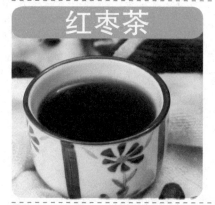

材料 茶叶3克，红枣10~20枚

制作 将红枣洗净，与茶叶用中火一起煮15分钟即可。

（医师话语）此茶可有效地帮助补血、补脾和胃、益气生津。对健忘症有一定的食疗功效。

（贴心叮咛）红枣的维生素C含量非常高，有"天然维生素丸"之称。但红枣含糖量高，糖尿病人忌食。

头痛 ··

头痛分为外感头痛和内伤头痛，神经性头痛多为内伤头痛，主要是因脏腑、气血损伤，或痰湿、火邪上扰所致，多表现为胀痛、隐痛、空痛、昏痛等，痛势悠悠。一般起病较缓，时作时止，遇劳累受风，或情志刺激则常易发作，并有脏腑气血不足或内邪症候，以虚证居多。川芎有活血化瘀、行气止痛的功效；天麻是治疗头晕、头痛的常用药，尤其适合肝阳上亢引起的头痛症。

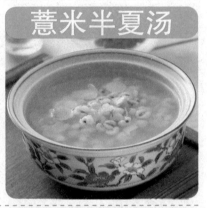

薏米半夏汤

| 材　料 | 薏米25克，半夏15克，百合10克，冰糖少许

| 制　作 | ①将半夏、薏米、百合洗净。②锅中注入清水1000毫升，加入半夏、薏米、百合，煮至薏米熟烂。③最后加入冰糖，再稍煮片刻即可关火。

〔医师话语〕此汤解表祛邪，散寒止痛。可辅助治疗外感头痛，缓解头痛恶寒、身重疼痛等症。

〔贴心叮咛〕薏米效力缓慢，宜多服久服。脾虚无湿，大便燥结及孕妇慎服。

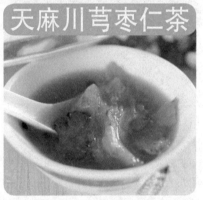

天麻川芎枣仁茶

| 材　料 | 天麻6克，川芎5克，枣仁10克，白开水1杯

| 制　作 | ①将天麻洗净用淘米水泡软后切片，将川芎、枣仁洗净。②将天麻、川芎、枣仁一起放入碗中，冲入白开水，加盖10分钟后即可饮用。③上午、下午各泡1杯，代茶饮。

〔医师话语〕滋阴潜阳，镇静止痛，用于肝阳上亢型内伤头痛的辅助治疗。

〔贴心叮咛〕肝阳上亢不宜食用天麻，会导致不良反应。血虚无风，火炎头痛、口干便秘者慎用。

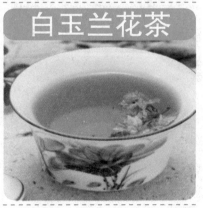

白玉兰花茶

| 材　料 | 白玉兰干花10克、热开水适量

| 制　作 | ①将白玉兰干花用热开水冲一遍。②将①中的白玉兰放于壶内，加热开水500毫升，浸泡5分钟即可饮用。

〔医师话语〕白玉兰性味温、辛，有祛风通窍的功能，对头痛、鼻塞不通、牙痛有较好的治疗效果。

〔贴心叮咛〕头痛患者忌烟、酒、肥肉及生冷食物。

眩晕症

突然头晕目眩，感觉天旋地转，轻者闭目即止，重者如坐车船，甚至仆倒，可伴有恶心、呕吐、眼球震颤、耳鸣耳聋、冒冷汗、面色苍白等自律神经失调的症状。眩晕在中医内分为血虚眩晕、肾虚眩晕、肝阳眩晕等。牛肝可养肝补血，对贫血性头晕有很好的食疗作用；首乌可补肝肾、滋阴血；对血虚、肾虚型头晕均有疗效。天麻可平肝潜阳，是治疗肝阳上亢型头晕的常用药。

枸杞牛肝汤

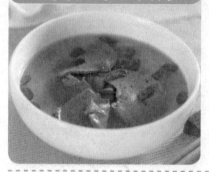

| 材　料 | 枸杞子15克，牛肝100克，盐适量，生姜2片

| 制　作 | ①牛肝洗净，切片，用开水汆烫，备用。②置锅于火上，下入牛肝片、生姜片，加水适量，煮沸。③将枸杞子洗净放入砂锅内，煮至牛肝熟透，再加盐调味即可。

（医师话语）枸杞性平，对肝肾亏虚、头晕目眩、目视不清等有功效；牛肝养血、补肝、明目。二者合用能滋阴潜阳，止晕止眩，对肝阳上亢型眩晕症有良好的辅助治疗作用。

（贴心叮咛）外邪实热，脾虚有湿及泄泻者忌服枸杞。

首乌红枣粥

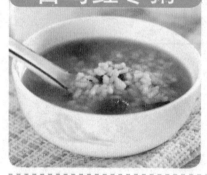

| 材　料 | 何首乌30克，红枣3枚，粳米100克，冰糖适量

| 制　作 | ①何首乌洗净入砂锅，加水500毫升煎取浓汁后去渣。②将何首乌汁与淘洗净的粳米、红枣及冰糖同煮成粥即可。③早、晚服食之。

（医师话语）益气补血，滋养肝肾，用于肝血亏虚型眩晕症的辅助治疗。

（贴心叮咛）首乌，苦涩无毒，忌猪、羊肉及血、萝卜、无鳞鱼、葱蒜、铁器。

糖醋枸杞黄花鱼

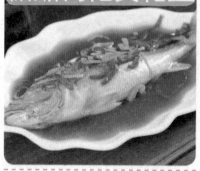

| 材　料 | 黄花鱼600克，枸杞20克，白糖50克，醋20毫升，葱、姜、蒜、胡椒粉、生粉、盐各适量，青椒1个，红椒1个

| 制　作 | ①黄花鱼宰杀洗净，青椒、红椒、葱、姜切丝，剁蒜蓉，枸杞洗净。②将黄花鱼用慢火煮熟，取出放入盘中，撒上胡椒粉。③锅中注油烧热，放入蒜蓉、姜丝、枸杞、青红椒爆香，加入白糖、醋及调味料，烧至微滚淋在黄花鱼身上即可。

（医师话语）此菜对贫血、失眠、头晕、食欲不振及女性产后体虚有良好的疗效。

（贴心叮咛）咳嗽痰多者、哮喘病人慎食。

神经衰弱

神经衰弱属于心理疾病，是精神容易兴奋和脑力容易疲乏，常有情绪烦恼和心理、生理症状的神经性障碍。主要症状有：注意力不集中，没有持久性，记忆力减退，失眠，不易入睡，入睡后多梦，头昏脑胀；病情加重时可见头痛、眼花、耳鸣、腰酸背痛、心慌、气短、食欲不振等症状。酸枣仁、远志、百合具有镇静、养心安神的功效，对神经衰弱引起的失眠健忘等有较好的食疗作用；蚕蛹、乌龟、红枣具有补益气血，可改善患者神疲乏力、失眠等症。

乌龟百合红枣汤

材料 百合30克，红枣10个，酸枣仁10克，乌龟250克，冰糖适量

制作 ①乌龟去甲及内脏，洗净切成块；百合、红枣、酸枣仁洗净。②先将乌龟用清水煮沸，再加入百合、红枣、酸枣仁。③直至龟肉熟烂，酸枣仁、红枣煮透，最后添加少量冰糖炖化即可。

医师话语 补血益气、养心安神，可改善神经衰弱患者失眠多梦、心悸气短、食欲不振等症状。

贴心叮咛 龟肉不宜与酒、果、瓜、猪肉、苋菜同食。轻伤元气，重则伤亡。

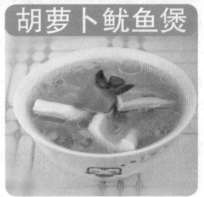

胡萝卜鱿鱼煲

材料 远志10克，鱿鱼150克，胡萝卜100克，花生油10克，盐少许，葱花、姜片各2克

制作 ①将鱿鱼收拾干净切块，汆水；胡萝卜去皮洗净，切成小块；远志洗净备用。②净锅上火倒入花生油，将葱、姜爆香，下入胡萝卜炒，倒入水。③下入鱿鱼、远志煮至熟，入盐调味即可。

医师话语 益智补脑、安神助眠，对神经衰弱、失眠等病症有良好的食疗作用。

贴心叮咛 脾胃虚寒者，不可生食胡萝卜。

开边蚕蛹

材料 蚕蛹250克，葱花10克，芝麻5克，辣椒粉5克，盐、味精、鸡精、生粉适量

制作 ①将蚕蛹用盐水煮熟后，对半剖开，去掉杂物。②将去杂的蚕蛹拍上生粉，放入油锅中炸至酥脆，捞出备用。③锅上火，油烧热，放入葱花、芝麻、辣椒粉炒香，放入蚕蛹，调入盐、味精、鸡精略炒即可。

医师话语 蚕蛹可以降血脂、降胆固醇，对治疗高胆固醇血症、神经衰弱和改善肝功能有显著作用。

贴心叮咛 蚕蛹补虚，但有脚气之人忌食。

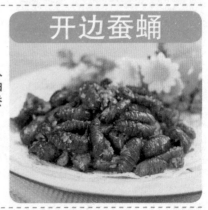

老年痴呆......

老年痴呆症是一种进行性发展的致死性神经退行性疾病，临床表现为认知和记忆力不断减退恶化、动作迟缓、走路不稳、偏瘫，甚至卧床不起、大小便失禁、不能自主进食等症状。常用于老年痴呆的中药与食材有：桂圆、百合、蛋类、鹌鹑、豆类、蚕蛹等。桂圆可补益心血、益智；蛋类和豆类食物均富含卵磷脂、蛋白质以及多种微量元素，对改善老年性痴呆有较好的食疗作用。

桂圆百合炖鹌鹑

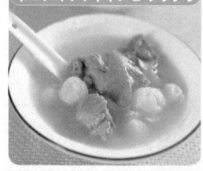

材　料 桂圆肉15克，百合30克，益智仁10克，鹌鹑2只

制　作 ①将鹌鹑宰杀后去毛和内脏，洗净；桂圆、百合、益智仁洗净。②鹌鹑与桂圆、百合、益智仁同放碗内，加适量沸水。③再上笼隔水炖熟，调味后饮汤食肉。

（医师话语）养血补脑，益智安神，对缓解老年痴呆症有一定的疗效。

（贴心叮咛）桂圆性温，内有痰火及湿滞停饮者忌服。

蜂蛹蒸蛋

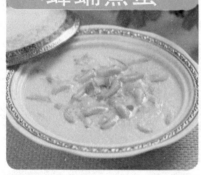

材　料 蜂蛹100克，鸡蛋3个，陈皮、姜、葱各少许，盐3克，鸡精2克

制　作 ①蜂蛹洗净，放入钵仔中以慢火烘香，姜、陈皮、葱均洗净切丝。②将鸡蛋同陈皮丝、姜丝、葱丝拌匀，倒入少许水，搅打至起泡，刮掉泡沫。③将蜂蛹放入蛋浆内拌匀，入蒸锅蒸5分钟即可。

（医师话语）蜂蛹高蛋白、低脂肪、与鸡蛋同蒸，色泽淡黄，味鲜香可口，营养丰富，且食后不会上火。

（贴心叮咛）老人服药时必须有人在旁陪伴，帮助病人将药全部服下，以免遗忘或错服。

豆类沙拉

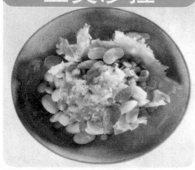

材　料 浸泡好的四季豆1杯，洋葱1/4杯，圣女番茄6颗，青椒1/2个，红椒1/2个，法式凉菜调味汁1/3杯

制　作 ①把浸泡好的四季豆放入开水中煮熟，捞出。②把洋葱切丝，并把圣女番茄切成瓣。去掉青椒的籽，切丝。③把准备好的材料放入碗中，洒上法式凉菜调味汁即可。

（医师话语）豆类能降低胆固醇含量，有利于预防成人病、老年痴呆症等。

（贴心叮咛）卧床病人、吞咽困难的病人不宜吞服药片，最好研碎后溶于水中服用。

帕金森病

帕金森病又称震颤麻痹，主要症状有手足颤动、僵硬，动作迟缓，站立不稳等，同时伴有脸部表情木然，多口水，身体向前倾，走路时上肢协同摆动减少甚至消失，小碎步地步行等。常用于治疗帕金森的中药材和食材有：天麻、川芎、地龙、红花、全蝎、人参等。天麻、地龙、全蝎可息风止痉、通经活络；川芎、红花可行气活血化瘀；人参可补益元气、抗衰老。

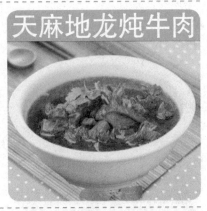

天麻地龙炖牛肉

┃材　料┃ 天麻10克，地龙8克，牛肉500克，盐、胡椒粉、味精、葱段、姜片、酱油、料酒各适量

┃制　作┃ ①牛肉洗净，切块，入锅中加水烧沸，略煮捞出，牛肉汤待用。②天麻、地龙洗净，备用。③油锅烧热，加葱段，姜片爆香，加酱油、料酒和牛肉汤烧沸，调入盐、胡椒粉、味精，再放入牛肉同炖至肉烂，拣去葱段、姜片即可。

〔医师话语〕 平肝潜阳，通络通经，息风止痉，对帕金森症、动脉硬化、中风等症皆有一定的疗效。

〔贴心叮咛〕 鼓励早期病人多做主动运动，尽量继续工作，培养业余爱好。

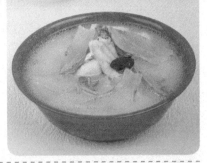

天麻川芎鱼头汤

┃材　料┃ 天麻8克，川芎10克，鲫鱼头半个，盐6克

┃制　作┃ ①将鲫鱼头收拾干净斩块；天麻洗净浸泡；川芎洗净备用。②净锅上火倒入水，下入川芎先煮十分钟。③后下鲫鱼头、天麻煲至熟，调入盐即可。

〔医师话语〕 行气活血，息风止颤，对帕金森症、肝阳眩晕、中风等病都有较好的疗效。

〔贴心叮咛〕 津液衰少，血虚、阴虚等者，均慎用天麻。

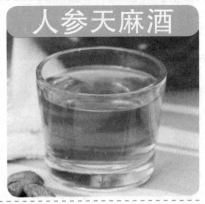

人参天麻酒

┃材　料┃ 天麻、川牛膝各210克，黄芪175克，穿山龙700克，红花28克，人参40克，白酒2000毫升，蔗糖850克

┃制　作┃ ①将前6味药碎断，置容器中，加入白酒，密封，浸泡40天后，取出浸液。②去渣压榨，合并滤液，加蔗糖，搅拌溶解，密封，静置15天以上，分装，备用。

〔医师话语〕 此酒对气血不足、关节痛、腰腿痛、四肢麻木等症有疗效。

〔贴心叮咛〕 服此酒时忌油腻食物，脾胃虚弱，呕吐泄泻，腹胀便溏、咳嗽痰多者慎用。

坐骨神经痛

坐骨神经痛是指患者首先突然感到下背部酸痛和腰部僵直，或者发病前数周，走路和运动时下肢有短暂疼痛，渐发展为剧烈疼痛；疼痛由腰部、髋部、臀部开始，向下沿大腿后侧、腘窝、足背、小腿外侧扩散；病痛为烧灼样或针刺样持续疼痛，夜间更甚。独活、五加皮、白酒有祛风除湿、通经活络的作用；龟板、杜仲可补肝肾、强腰膝；羊肉可温经散寒。

龟板杜仲猪尾汤

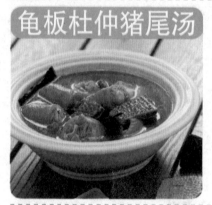

材　料 龟板25克，炒杜仲30克，猪尾600克，盐2小匙

制　作 ①猪尾剁段洗净，汆烫捞起，再冲净1次。②龟板、炒杜仲冲净。③将上述材料盛入炖锅，加6碗水以大火煮开，转小火炖40分钟，加盐调味。

医师话语 益肾健骨、壮腰强筋，对肾虚引起的坐骨神经痛、腰膝酸痛等症有良好的食疗功效。

贴心叮咛 孕妇或胃有寒湿者忌服。

独活羊肉汤

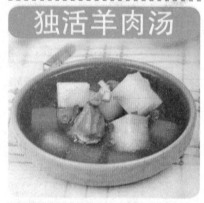

材　料 山药200克，独活10克，桂枝10克，羊肉125克，胡萝卜75克，清汤适量，盐5克

制　作 ①将独活、桂枝洗净，放入纱布袋中，扎紧。②将山药去皮洗净切块；羊肉洗净切块汆水；胡萝卜去皮洗净切块备用。③煲锅上火倒入清汤，下入以上材料，调入盐，煲至熟后将纱布袋取出即可。

医师话语 温经散寒、渗湿止痛、活血通络，对坐骨神经痛的患者有一定的食疗作用。

贴心叮咛 羊肉性温，暑热天或发热病人慎食之。

当归五加皮酒

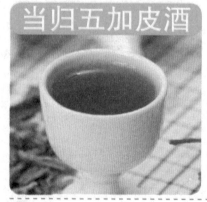

材　料 当归60克，五加皮50克，米酒1000毫升

制　作 ①先将五加皮洗净，刮去骨，与当归一起放入砂锅内同煎40分钟。②然后去渣取汁，兑入米酒中即可。每次10~30毫升，每日早晚2次，将酒温热服用。

医师话语 五加皮具有祛风湿，补肝肾，强筋骨等功效。加以当归米酒同煮，对三叉神经痛有较好的疗效。

贴心叮咛 当归、五加皮性温，阴虚火旺者慎服。

三叉神经痛

三叉神经痛发生在面部三叉神经分布区域内，多在唇、鼻翼、眉及口腔内等处，痛如放电、刀割样，难以忍受。说话、刷牙或微风拂面时都会导致，阵发性的剧烈疼痛，历时数秒或数分钟，疼痛呈周期性发作，发作间歇期如常人。常用于治疗三叉神经痛的中药及食材有：薏仁、防风、白芍、延胡索、羌活、白酒等。薏仁清热祛湿；防风、羌活可祛风止痛；延胡索、白酒可活血通络止痛；白芍养血止痛。

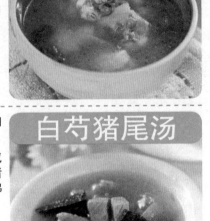

羌活鸡肉汤

材　料 羌活15克，川芎10克，红枣5枚，鸡肉150克，盐2小匙

制　作 ①鸡肉洗净，剁块；羌活、川芎洗净，装进干净纱布袋、扎紧；红枣洗净。②将鸡肉放入沸水中氽烫，捞起冲净。③将以上材料一起放入锅中，加7碗水以大火煮开，转小火续炖30分钟，起锅前取掉纱布袋丢弃，加盐调味即可。

医师话语 行气活血、祛湿止痛，对风寒湿邪所引起的三叉神经痛有较好的效果。

贴心叮咛 羌活辛香温燥之性较烈，故阴亏血虚、阴虚头痛者慎用。

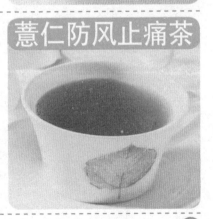

白芍猪尾汤

材　料 白芍10克，吴茱萸10克，猪尾1条，猪瘦肉50克，鸡汤1000克，姜片、料酒、白糖、盐各适量

制　作 ①将猪尾洗净砍成段；猪瘦肉洗净切成块；白芍、吴茱萸洗净备用。②锅中加水，下入猪尾段、猪肉，氽去血水。③将鸡汤倒入锅内，煮沸后加以上材料，炖熟后加入白糖、盐调味即可。

医师话语 猪尾有补腰力、益骨髓的功效。与白芍合用可行气活血、散寒止痛，可有效缓解三叉神经痛。

贴心叮咛 白芍性寒，虚寒性腹痛泄泻者及小儿出麻疹期间忌食。

薏仁防风止痛茶

材　料 薏仁30克，防风10克

制　作 将薏仁、防风放入锅中，加水500毫升煎煮，去渣取汁即可。

医师话语 此茶祛风除湿止痛，通络宣痹。对三叉神经痛有很好的食疗作用。

贴心叮咛 防风性微温，血虚发痉及阴虚火旺者慎用。薏仁不仅是常用的利水渗湿药，还是一种美容佳品，常食可使皮肤光泽细腻、白皙。

面瘫

面瘫又称为面神经麻痹，是面神经异常所导致的中枢性运动障碍并以面部表情肌群运动功能障碍为主要特征的一种常见病，一般症状是口眼歪斜，多数病人往往于清晨洗脸、漱口时突然发现一侧面颊动作不灵、嘴巴歪斜。常用来治疗面瘫的中药食材有川芎、白芷、当归、防风、白酒、地龙、黑豆等。白芷、防风、黑豆可祛风邪；当归、川芎、地龙、白酒可活血通络。

川芎白芷鱼头汤

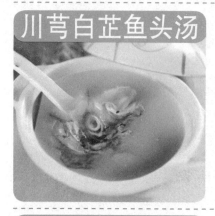

材 料 川芎5克，白芷1克，生姜5片，鳙鱼头1个，盐适量

制 作 ①将鱼头洗净，去鳃，起油锅，下鱼头煎至微黄，取出备用；川芎、白芷、生姜洗净。②把鱼头、川芎、白芷、生姜一起放入炖锅内，加适量开水，炖锅加盖，文火隔水炖2小时，以盐调味即可。

医师话语 此汤具有发散风寒、祛风止痛的功效，可用于风寒感冒、头痛发热、四肢酸痛等症。

贴心叮咛 川芎可活血顺气，但不能多用，尤其是身体有出血现象的人不宜服用。

当归独活防风酒

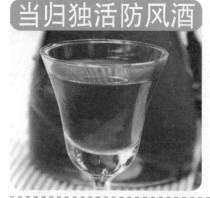

材 料 当归60克，大豆500克，独活、防风各30克，黄酒1500毫升

制 作 ①先将独活、当归、防风捣碎，放入干净的器皿中，用酒浸泡24小时。②翻炒大豆至青烟冒出，倒入酒中密封。③冷却后，去渣，过滤，装瓶备用。④每次10~15毫升，每日3次，将酒温热空腹服用。

医师话语 独活性微温，味辛苦，能散风寒湿而解表，配与防风有祛风止痛，补血活血，祛湿止痹之功效。

贴心叮咛 面瘫患者应减少光源刺激。

黑豆酒

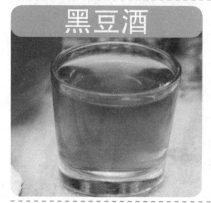

材 料 炒黑豆250克，黄酒2000克，白芷30克，薏米60克

制 作 ①将炒黑豆、白芷和薏米辗至粗碎，放入细纱布袋中，置于容器中，加入黄酒，加盖密封。②经常摇动，半个月后开封，去掉药袋，取液装瓶。

医师话语 黑豆具有活血、利水、祛风、清热解毒、滋养健血、补虚乌发的功能。

贴心叮咛 黑豆对健康虽有如此多的功效，但不适宜生吃，尤其是肠胃不好的人会出现胀气现象。

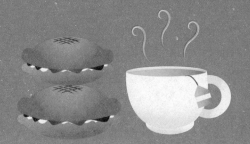

第十二章
心脑血管科疾病

　　心脑血管包括心脏血管和脑血管，其主要功能是把机体从外界摄取的氧气和营养物质输送至全身的各个组织和器官，促进新陈代谢，同时将代谢产物运送至肺、肾、皮肤等处排出体外。

　　心脑血管疾病具有"发病率高、致残率高、死亡率高、复发率高，并发症多"即"四高一多"的特点。

　　常见的心脑血管疾病有：冠心病、心律失常、心肌炎、贫血、高血压、低血压、脑血管硬化、动脉硬化、中风后遗症、出血、白血病、风湿性心脏病等。

　　本章简要介绍了心脑血管系统各个疾病的主要症状以及对症药材和食材，并精心为患者搭配了科学合理的药膳来进行食疗。

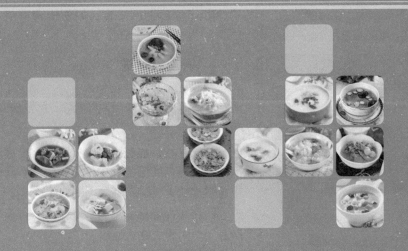

冠心病

冠状动脉性心脏病简称冠心病。以心绞痛及心肌梗死最为常见，以胸部压迫窒息感、闷胀感、疼痛剧烈（多如压榨样、烧灼样），甚则胸痛彻背、气短、喘息不能卧、昏厥等为主要症状。心绞痛一般舌下含服硝酸甘油即可缓解；而心肌梗死则不能，严重者会导致心力衰竭而致猝死。玉竹可扩张冠状动脉；红花活血化瘀，加速冠脉血流运行；白芍可养血止痛；猪心、猪肝均可补心养血。

玉竹炖猪心

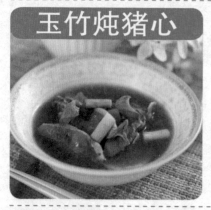

|材　料| 玉竹50克，猪心500克，生姜片、葱段、花椒、盐、白糖、味精、香油适量

|制　作| ①将玉竹洗净，切成段；猪心剖开，洗净血水，切块。②将玉竹、猪心、生姜片及洗净的葱段、花椒同置锅内煮40分钟。③下盐、白糖、味精和香油于锅中即可。

[医师话语] 此汤具有安神宁心、养阴生津的功效，常食可改善冠脉流量，防止冠心病。

[贴心叮咛] 痰湿气滞者禁服，脾虚便溏者慎服。

白芍猪肝汤

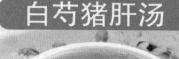

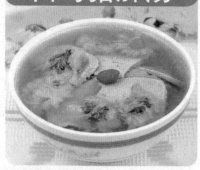

|材　料| 白芍15克，菊花15克，枸杞10克，猪肝200克，盐5克

|制　作| ①将猪肝洗净切片；白芍、枸杞、菊花均洗净备用。②净锅上火倒入水煮开；下入白芍、菊花、猪肝煲至熟。③后下入枸杞，调入盐即可。

[医师话语] 本品养血补血、理气止痛，可缓解冠心病引起的胸闷、胸痛等症状。

[贴心叮咛] 白芍性寒，虚寒性腹痛泄泻者及小儿出麻疹期间忌食；服用中药藜芦者忌食。

杜仲护心绿茶

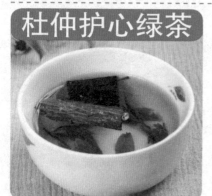

|材　料| 绿茶、杜仲叶各6克

|制　作| 先用清水将杜仲叶洗净，然后和绿茶同置于茶杯内，以开水冲泡，加盖5分钟后饮用。

[医师话语] 杜仲能稳定或降低血压，促进血液循环，降低胆固醇和中性脂肪，冠心病患者长服用此茶能收到意想不到的疗效。

[贴心叮咛] 杜仲性味平和，补益肝肾，诸无所忌。但阴虚火旺者慎服。

心律失常

心律失常指心律起源部位、心搏频率与节律或冲动传导等发生异常。即心脏的跳动速度或节律发生改变。正常心律起源于窦房结，平静状态下频率为60~100次/分钟（成人）。心律失常的主要症状为气促、喘息等。心律失常相当于中医学中的"心悸"。当归、乌鸡、乳鸽、桂圆、红枣均可补血养心，可治心血不足引起的心律失常；柏子仁、酸枣仁可养心安神；黄芪、山药益气补虚；田七活血化瘀，增加心脏的供血量。

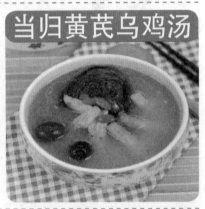

当归黄芪乌鸡汤

|材　料| 当归15克，黄芪10克，红枣8颗，乌鸡1只，盐适量

|制　作| ①将乌鸡洗净、剁块，放入沸水氽烫，待3分钟后捞起、冲净、沥水。②黄芪、当归、红枣分别洗净备用。③将所有材料一同放入锅中，加水适量，以武火煮开，转文火续炖至乌鸡熟烂即可熄火。

医师话语 补气养血、养心安神，用于气血亏虚所致的心悸失眠、心律不齐、短气疲乏等症的辅助治疗。

贴心叮咛 预防心律失常，首先要养成按时作息的习惯，保证睡眠。

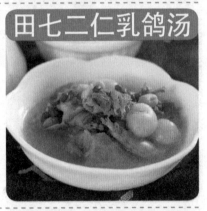

田七二仁乳鸽汤

|材　料| 田七8克，酸枣仁10克，柏子仁8克，乳鸽1只，桂圆、盐各少许

|制　作| ①将乳鸽洗净剁块，放入沸水氽烫，待3分钟后捞起沥水。②田七、酸枣仁、柏子仁分别洗净备用。③将所有材料一同放入锅中，加水适量，以武火煮开，转文火续炖至乳鸽熟烂即可熄火。

医师话语 田七有活血化瘀、滋补气血的功效；酸枣仁能安神助眠；与乳鸽同食对心律失常症状有很好的缓解作用。

贴心叮咛 乳鸽肉会导致产妇回奶。

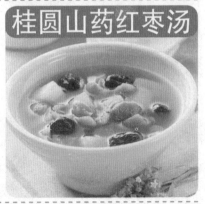

桂圆山药红枣汤

|材　料| 新鲜山药150克，桂圆肉100克，红枣6枚

|制　作| ①山药削皮洗净，切小块，红枣洗净。②煮锅加1000毫升水煮开，加入山药煮沸，再下红枣。③待山药熟透、红枣松软，将桂圆肉剥散加入，待桂圆的香味渗入汤中即可熄火。

医师话语 此汤具有滋补功效，主治头痛、贫血。对头痛引起的晕眩、神志不清、心神不宁等症状有缓解功效。

贴心叮咛 桂圆性温，内有痰火及湿滞停饮者忌服。

心肌炎

心肌炎指心肌中有局限性或弥漫性的急性、亚急性或慢性的炎症性病变。症状：疲乏、发热、胸闷、心悸、气短、头晕，严重者可出现心功能不全或心源性休克。轻者可无明显病状，重者可并发严重心律失常，心功能不全，甚至猝死。常用于治疗心肌炎的中药材有：生地黄、黄柏、知母、防风、苦参等。这些药材均可抑制柯萨奇病毒，对病毒性心肌炎有很好的疗效。

生地黄炖猪心

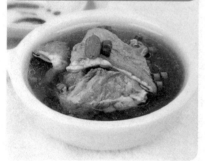

材　料 猪心300克，生地黄50克，高汤适量，盐4克

制　作 ①将猪心洗净、汆水，生地黄洗净备用。②净锅上火倒入高汤，调入盐，下入猪心、生地黄煲至熟即可。

医师话语 猪心可以增强心肌营养，有利于功能性或神经性心脏疾病的痊愈。

贴心叮咛 放点米酒可祛除猪心的异味，汤味道更好。

黄柏知母酒

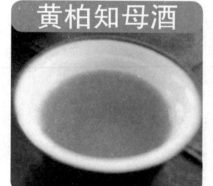

材　料 黄柏40克，知母40克，黄酒1升

制　作 ①将黄柏、知母洗净；黄柏炒成褐色，知母炒约10分钟。②将黄柏、知母共研粗末，入纱布袋中，扎口，浸入黄酒中，封口。③浸泡15日后，过滤，去渣留液，备用。每日1次，每次10毫升，午饭后饮用。

医师话语 清热解毒、滋阴养心、消炎止痛，对心肌炎有一定的食疗效果。

贴心叮咛 黄柏、知母性寒，脾虚泄泻，胃弱食少者忌服。

防风苦参饮

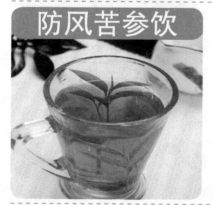

材　料 防风10克，苦参15克

制　作 ①将防风、苦参洗净，捣碎，用消毒纱布包起来，扎紧。②再把做好的药包放入装有500毫升开水的茶杯内。③盖好茶杯，约10分钟后即可饮用。

医师话语 清热解毒、燥湿消炎，可用来治疗心肌炎、风湿性心脏病以及皮肤瘙痒等疾病。

贴心叮咛 防风性微温，血虚发痉及阴虚火旺者慎用。

心绞痛

心绞痛以发作性胸痛为主要临床表现，疼痛部位主要在心前区，界限不清楚。常放射至左肩、左臂等。胸痛常为压迫感、憋闷感，常由体力劳动或情绪激动所激发，饱食、寒冷、吸烟等亦可诱发。典型的心绞痛持续几分钟后可缓解。常用于治疗心绞痛的中药及食材有：丹参、灵芝、玉竹、香菜、猪心、白酒等。丹参可活血化瘀、止痛；灵芝、玉竹益气养心，扩张动脉血管；香菜可理气散寒；猪心可养心安神。

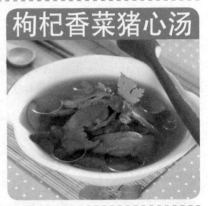

枸杞香菜猪心汤

|材　料| 枸杞50克，猪心200克，川芎、香菜、花生油、生粉、味精、姜丝、盐各适量

|制　作| ①枸杞洗净备用；香菜洗净切段；川芎洗净备用。②猪心切开，收拾干净后，切片，用花生油、生粉、盐、味精、姜丝调味，腌渍30分钟。③将清水放入锅内，煮沸后放入花生油、川芎、香菜段、猪心，煮至猪心熟后再放入枸杞，加盐即可。

(医师话语) 益气养心，活血止痛，可有效防治心绞痛、动脉硬化等症。

(贴心叮咛) 买回猪心后，加入适量生粉滚匀，放置1小时后用清水洗净，可去异味。

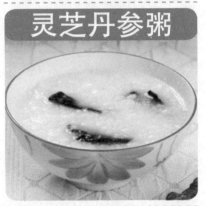

灵芝丹参粥

|材　料| 灵芝30克，丹参5克，三七3克，大米50克，白糖适量

|制　作| ①将大米、丹参、灵芝、三七洗净。②水煮沸后，将三味药材放入先煎15分钟。③煮好后将药汤去渣，取上清液，加入大米，用文火煮成稀粥，调入白糖即可。

(医师话语) 补益气血，活血通络，养心安神，可有效防治心绞痛。

(贴心叮咛) 心绞痛患者要注意控制饮食和加强锻炼。

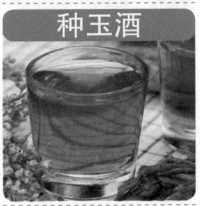

种玉酒

|材　料| 全当归150克，远志150克，甜酒1500毫升

|制　作| ①将全当归切成碎末，远志捣成粗末，二者和匀，装入纱布袋内。②放入干净的器皿中，将甜酒倒入浸泡，封口。③7日后开启，去掉药袋，过滤后装瓶即可饮用。

(医师话语) 全当归，既可补血，又能活血。远志则具解郁化痰、益志安神的作用，与当归合用还能活血理气补肝，可有效防止心绞痛。

(贴心叮咛) 心绞痛患者要保持良好的情绪，不要过于操劳。

高血压······

高血压是指在静息状态下动脉收缩压和舒张压增高的病症，一般正常血压小于140/90mmHg，早期症状为：头晕、头痛、心悸、烦躁、失眠等。严重者不但头痛还伴有恶心、呕吐、眩晕、耳鸣、心悸气短、肢体麻木等症。常用于治疗高血压的中药和食材有：山楂、女贞子、菊花、槐花、海带、豆腐、绿茶等。这些均有降血压作用，尤其适合肝火旺盛型高血压患者。

山楂降压汤

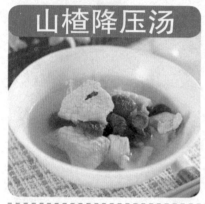

| 材 料 | 山楂15克，猪瘦肉200克，食用油20毫升，姜5克，葱10克，鸡汤1000毫升，盐适量

| 制 作 | ①把山楂洗净，待用。②瘦猪肉洗净，去血水，切片；姜洗净拍松；葱洗净切段。③把锅置中火上烧热，加入食用油；烧至六成熟时，下入姜、葱爆香，加入鸡汤，烧沸后下入猪肉、山楂、盐，用文火炖50分钟即成。

[医师话语] 滋阴潜阳、降低血压，对高血压以及动脉硬化等症均有防治作用。

[贴心叮咛] 山楂有破血散瘀的作用，能刺激子宫收缩，可能诱发流产，故孕妇禁食。

海带豆腐汤

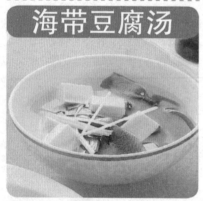

| 材 料 | 女贞子15克，海带结20克，豆腐150克，姜丝、盐各少许

| 制 作 | ①海带结洗净，泡水；豆腐洗净切丁；女贞子洗净备用。②水煮沸后，先放入女贞子煮10分钟。③再放入海带结、豆腐和姜丝煮10分钟，熟后放盐即可。

[医师话语] 清热滋阴、降低血压、软坚散结，适合高血压、甲状腺肿大等症的患者食用。

[贴心叮咛] 海带性寒，脾胃虚寒、身体瘦弱的人慎食，甲亢中碘过剩型的病人要忌食，孕妇与乳母不可过量食用海带。

菊槐降压绿茶

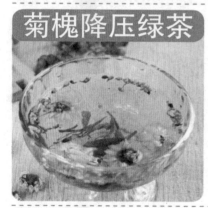

| 材 料 | 菊花、槐花、绿茶各3克

| 制 作 | 将全部材料同置茶杯中，用滚水冲泡，加盖焖泡10分钟后即可饮用。

[医师话语] 槐花为凉血药，它所含的芦丁、槲皮素能保持毛细血管正常抵抗力，减少血管通透性，可使因脆性增加而出血的毛细血管恢复正常的弹性。

[贴心叮咛] 槐花性凉，脾胃虚寒者慎用。

低血压

<big>低</big>血压是指体循环动脉压力低于正常的状态，一般认为成年人动脉血压低于90/60mmHg即为低血压。主要症状为：疲乏、无力，心前区隐痛或不适，精神萎靡不振，记忆力减退，存在睡眠障碍和失眠等。常用于治疗低血压的中药和食材有：山药、当归、鲫鱼、糯米、红枣、土鸡等。这些均有补益气血的作用，可有效改善患者疲乏无力、血压低、头晕等症状。

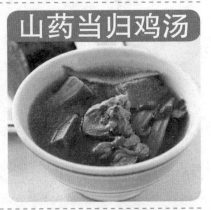

山药当归鸡汤

|材　料|山药35克，当归8克，枸杞8克，鸡腿70克，盐少许

|制　作|①山药洗净，削皮，切滚刀块；当归、枸杞洗净备用。②鸡腿洗净，剁成适当大小，再用沸水汆烫。③将山药、水、当归、枸杞放入锅中开中火，待滚后，放入鸡腿块续滚至熟烂，即可放入盐调味。

（医师话语）补气活血，升提血压，对低血压、贫血、气血亏虚等患者均有食疗效果。

（贴心叮咛）山药有收敛作用，故患感冒、大便燥结者及肠胃积滞者忌用。

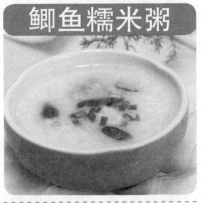

鲫鱼糯米粥

|材　料|糯米100克，红枣10克，鲫鱼50克，白术6克，盐3克，味精2克，葱花、香油、料酒适量

|制　作|①糯米淘洗干净，放入清水中浸泡；鲫鱼收拾干净后切小片，用料酒腌渍祛腥；红枣洗净切开；白术洗净备用。②锅置火上，注入清水，放入糯米煮至五成熟。③放入鱼肉、红枣、白术煮至粥将成，加盐、味精、香油调匀，撒上葱花便可。

（医师话语）补气健脾、升提血压，对低血压以及脾胃虚弱的患者有很好的食疗作用。

（贴心叮咛）糯米不易消化故不宜大量食用。

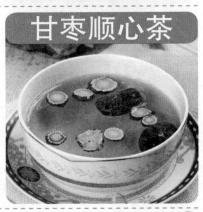

甘枣顺心茶

|材　料|生甘草10克，大枣20克

|制　作|用沸水焖泡15分钟后即可饮用，每天服用2次。

（医师话语）甘草属补气药，有补脾益气、调和药材烈性的功效；大枣补中益气，养血安神，有健胃养脾、生津安眠、增强心肌收缩能力等功用。适用于血压偏低、喉咙干痒，睡眠不好等症。

（贴心叮咛）久服大剂量甘草引起水肿，用时需注意。

高脂血症

高脂血症指血浆中的胆固醇、甘油三酯、磷脂和未酯化的脂肪酸等血脂成分增高的一种疾病。一般病情较隐匿，无明显症状。摄入过多脂肪后，严重者可出现腹痛，脾肿大，肘部、背部、臀部出现皮疹样的黄色瘤等症状。常用于治疗高脂血症的中药及食材有：菊花、山楂、何首乌、茯苓、泽泻、冬瓜皮等。这些均可降低胆固醇和甘油三酯，并能有效减少心脑血管疾病的发病率。

首乌黑豆乌鸡汤

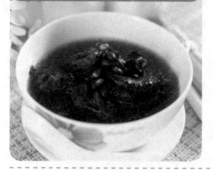

材　料 何首乌15克，红枣10颗，乌骨鸡1只，黑豆50克，黄酒、葱、姜片、食盐、味精各适量

制　作 ①乌骨鸡去毛和内脏，斩件洗净；何首乌、黑豆、红枣分别用清水洗净。②将乌骨鸡、何首乌、黑豆、红枣放锅内，加适量清水、黄酒、葱段、姜片及食盐。③大火烧沸后，改用小火煨至鸡肉熟烂，加入少许葱花、味精调味即可。

（医师话语）滋阴血、补肝肾、降血脂，适合高脂血症、高血压等患者食用。

（贴心叮咛）黑豆含有丰富的维生素E和B族维生素，具有美容养颜的功效。

菊花山楂茶

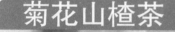
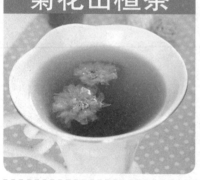

材　料 菊花15克，生山楂4颗

制　作 ①将菊花、生山楂洗净，山楂切成薄片。②将菊花和山楂片放入煲锅内，加水600毫升，煮至水沸即可关火。③滤出茶水即可。可代茶常饮。

（医师话语）清热泻火、降脂瘦身、降糖降压，非常适合高血压、高脂血症、糖尿病、冠心病等患者食用。

（贴心叮咛）孕妇禁食山楂，因为山楂有破血散瘀的作用，能刺激子宫收缩，可能诱发流产。但产后服用可促进子宫复原。

乌梅山楂祛脂茶

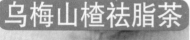
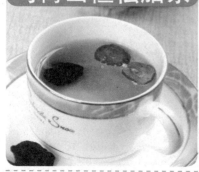

材　料 乌梅40克，山楂60克，龙井茶5克，热水1000毫升，冰糖20克

制　作 将乌梅、山楂、冰糖倒入热水中，煮开，再用小火煮10分钟，然后加入龙井茶，再煮3分钟，将茶叶滤出即可饮用。

（医师话语）乌梅可生津解渴、去油解腻、助消化，其天然成分能使血液由酸性回复到对人体有益的弱碱性，以达到祛脂的功效。

（贴心叮咛）餐前进食适量蔬果，可预防高血压。

脑血管硬化

脑血管硬化临床特点为进行性脑功能减退，并发脑梗死、脑出血以及脑部弥漫性损害。症状有：头晕头痛，且多在后脑勺，在体位变化时最易出现；有的患者感觉走路不对称，出现眩晕、眼球震颤、恶心、面部肌肉麻痹感，记忆力减退等症状。田七、桃仁、红花均可活血化瘀，促进血液运行，可有效防治脑血管硬化；苦丁可清肝泻火，降压降脂，对高血压、高脂血引起的脑血管硬化均有很好的疗效。

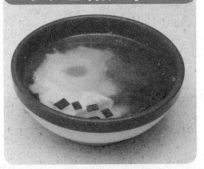

田七煮鸡蛋

| 材　料 | 田七10克，鸡蛋1个，盐少许

| 制　作 | ①将田七去除杂质，洗净。②锅置火上，倒入适量清水，将田七加水煮片刻，捞起、沥干、备用。③另起锅，倒入适量水，待烧开后，打入鸡蛋，至煮熟，再将备好的田七放入锅中煮熟，加入盐等调味料即可。

（医师话语）活血化瘀，疏通血管，有效防治动脉硬化、脑出血等症。

（贴心叮咛）鸡蛋是高蛋白食品，食用过多会引起消化不良，增加肾脏的负担。

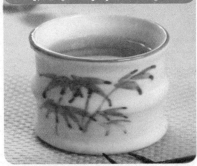

桃仁苦丁茶

| 材　料 | 桃仁15克，苦丁茶5克，清水适量

| 制　作 | ①将桃仁清洗干净，放入锅内再倒入适量清水，大火煮沸后关火，倒入杯中。②再放入洗净的苦丁茶加盖焖10分钟左右即可。代茶频频饮用。

（医师话语）清热泻火，活血通络，可有效防治高血压、高脂血、动脉硬化等症。

（贴心叮咛）苦丁茶性寒，风寒感冒、虚寒体质、慢性胃肠炎患者以及经期女性和新产妇均不宜饮用。

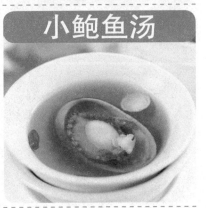

小鲍鱼汤

| 材　料 | 鲍鱼2或3个，瘦肉150克，参片12片，枸杞子10粒，味精、鸡精、盐各适量

| 制　作 | ①将鲍鱼杀好洗净，瘦肉切小块，参片与枸杞子一起稍稍冲洗。②将鲍鱼、瘦肉块与参片、枸杞子一起放入炖盅内，并加适量清水。③炖盅移入蒸锅，用中火隔水蒸1个小时，最后放入调味料调味即可。

（医师话语）此汤有滋阴润肺、宽中下气的功效，并有清热的作用。

（贴心叮咛）痛风及尿酸高者不宜吃鲍鱼肉；感冒发烧、阴虚喉痛及有顽癣痼疾之人忌食。

动脉硬化......

动脉硬化是动脉的一种非炎症性病变，可使动脉管壁增厚、变硬，失去弹性、管腔狭小。大多数患者无明显症状，严重者有心悸心慌、胸痛胸闷、头痛头晕、四肢麻木、视力降低、记忆力下降、失眠多梦等症状。冬瓜、薏米、菊花、兔肉均有降压降脂的作用，可增强血管弹性。桃仁可活血化瘀，增加血管血流量，抗血小板聚集，对动脉硬化有很好的作用。

冬瓜薏米兔肉汤

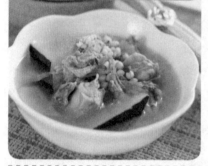

材　料 薏米30克，牡丹皮10克，兔肉250克，冬瓜500克，生姜3片

制　作 ①将冬瓜去瓤，洗净，切块；牡丹皮、薏米洗净。②兔肉洗净，切块，祛肥脂，用开水汆去血水。③把全部用料一起放入锅内，加适量清水，武火煮沸后，文火煲2小时，调味即可。

医师话语 凉血活血，减肥利水，对高脂血、高血压、动脉硬化以及肥胖症的患者皆有食疗效果。

贴心叮咛 冬瓜性微寒，脾胃虚寒、肾虚者不宜多服。

菊参炒肉片

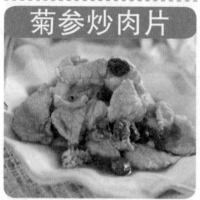

材　料 干菊花50克，丹参10克，瘦猪肉300克，鸡汤200毫升，鸡蛋1只，盐、豆油、绍酒、味精、胡椒粉、淀粉、香油各适量

制　作 ①鸡蛋去黄留清；瘦猪肉洗净切片，用蛋清、盐、绍酒、味精、胡椒粉、淀粉调匀。干菊花洗净。②丹参和鸡汤一起入锅，用文火煮10分钟，加盐、香油。③取炒锅，放豆油烧热，投入肉片、姜、葱煸炒，倒入鸡汁，菊花入锅搅匀，起锅装盘。

医师话语 行气活血，疏经通络，对脑血管硬化、冠心病、高血压等症皆有疗效。

贴心叮咛 菊花性寒，阳虚体质者不宜多食。

豆粉牛奶

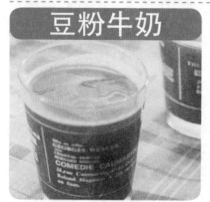

材　料 豆粉4大匙，牛奶1.5杯，红糖2大匙

制　作 ①牛奶煮热，放入红糖搅拌均匀。②再放入豆粉，搅拌均匀。

医师话语 用黄豆做出来的豆粉，含有很多维生素E，不仅能预防动脉硬化、高血压等成人病，还能防止衰老。

贴心叮咛 豆粉含有丰富的蛋白质，对增强体质大有好处。故肾虚瘦弱者应多吃。

中风后遗症

中风是以突然昏倒、意识不清、口渴、言蹇、偏瘫为主症的一种疾病。中风后遗症是指中风发病6个月以后，仍遗留程度不同的偏瘫、麻木、言语蹇涩不利、口舌歪斜、痴呆等症状。常用于治疗中风后遗症的中药及食材有：天麻、灵芝、全蝎、黄芪、生地黄、玄参、芹菜、西瓜翠衣等。天麻有平肝潜阳、息风止痉的功效；全蝎可息风止痉、通络止痹；黄芪能益气补虚；生地黄、玄参可凉血止血；芹菜、西瓜翠衣可清热泻火、降压利水。

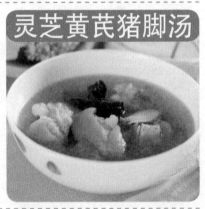

灵芝黄芪猪脚汤

材　料 灵芝50克，黄芪30克，猪脚600克，盐适量

制　作 ①将猪脚洗净，切块；灵芝洗净，切块；黄芪洗净备用。②将灵芝、黄芪、猪脚同放于砂锅中。③注入清水1000毫升，煮40分钟，再加盐调味即可。

医师话语 活血通络、滋阴润燥、益气补虚，适合中风日久，身体虚弱的患者食用。

贴心叮咛 病人手术前、后一周内，或正在大出血的病人不宜食用灵芝。

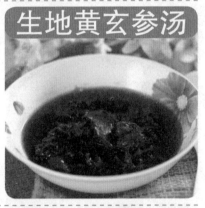

生地黄玄参汤

材　料 生地黄20克，玄参、酸枣仁、夏枯草各10克，红枣6颗

制　作 ①先用水将生地黄、玄参、酸枣仁、夏枯草、红枣洗净。②将全部药材放入锅中，加适量清水，煮半小时即可。饭后或是临睡前温服。

医师话语 玄参、生地黄两者均能清热凉血，养阴生津，用于治疗热入营血，热病伤阴，阴虚内热等病症，常结合使用。

贴心叮咛 生地黄清热凉血力较大，故脾胃虚寒、食少便溏者不宜服用。

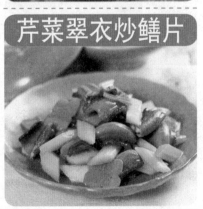

芹菜翠衣炒鳝片

材　料 鳝鱼120克，西瓜翠衣150克，芹菜80克，姜、蒜蓉各少许，盐5克

制　作 ①鳝鱼活宰，去内脏、骨、头，洗净切成片；西瓜翠衣去外层绿皮，洗净切条。②鳝鱼片下入开水锅中汆水，除去血腥；芹菜洗净切段，下热水中焯一会儿捞起。③起锅下麻油，将姜、蒜蓉炒香，再放入鳝片炒至半熟时，放入西瓜皮、芹菜，翻炒至熟，加盐略炒即成。

医师话语 此菜富含蛋白质、钙、磷、铁等，能益气养血，健脾利胃。

贴心叮咛 脾胃虚寒，肠滑不固者应慎食。

贫血

贫血主要症状为头晕、眼花、耳鸣，面部及耳部色泽苍白，疲乏无力，心慌、气短，指甲颜色苍白易脆，口唇色淡，眼睛无光泽，巩膜色白，食欲不佳，女性月经不调等。常用于治疗贫血的中药材和食材有：黄芪、土鸡、猪肝、当归、粳米、红枣、龙眼肉等。黄芪、粳米健脾补气，增强食欲；土鸡、红枣益气补血；猪肝、当归、龙眼均是补血佳品。这些材料对贫血症有很好的疗效。

黄芪鸡汁粥

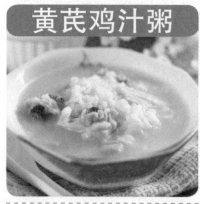

材 料 黄芪15克，母鸡1000克，大米100克，盐适量

制 作 ①将母鸡剖洗干净，切块，放入锅中，加水适量，大火煮取鸡汁。②将黄芪洗净；大米淘洗干净备用。③将鸡块、鸡汁和黄芪混合，倒入锅中，再加入大米煮成粥，加盐调味即成。

医师话语 益气血，填精髓，适合贫血、体质虚弱、气短乏力、低血压、产后病后体虚等患者食用。

贴心叮咛 表实邪盛，气滞湿阻，食积停滞，痈疽初起或溃后热毒尚盛等实证，以及阴虚阳亢者忌服。

猪肝汤

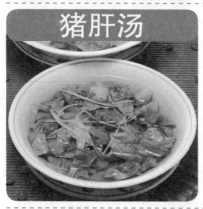

材 料 龙眼肉20克，猪肝300克，小白菜1/2段，盐1/4茶匙，米酒2大匙，太白粉1/2杯，香油1茶匙，姜丝适量

制 作 ①猪肝洗净切片，蘸太白粉后氽烫，捞出备用。②烧开3杯水，水开后投入小白菜、盐、姜丝、洗净的桂圆肉。③最后再把猪肝加入稍沸熄火，淋米酒及香油。

医师话语 益气补血、补虚损，可有效改善贫血、头晕、面色萎黄等症状。

贴心叮咛 猪肝中胆固醇含量较高，患有高血压、冠心病的人慎食。

爽口粳米饭

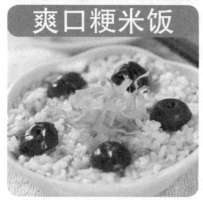

材 料 粳米100克，糙米100克，红枣50克

制 作 ①粳米、糙米一起泡发洗净。②红枣洗净、去核，切成小块。③再将粳米、糙米与红枣一起上锅蒸半个小时至熟即可。

医师话语 粳米有助胃肠蠕动，促进血液循环。糙米有提高人体免疫功能，促进血液循环，消除沮丧烦躁情绪，降低血糖，还有预防便秘、心血管疾病、贫血症，肠癌等功效。此饭营养健康，有效防治痔疮便秘、改善胃肠功能、贫血等症。

贴心叮咛 糖尿病患者不宜多吃。

出血

出血又称出血症，其范围很广，包括鼻中出血、牙龈出血、咯血、吐血、便血、尿血、崩漏、皮下出血（紫癜）等。中医认为出血多因血热妄行、虚火灼络、脾不摄血或瘀血伤络所致。

常用来止血的药物有：三七、丹参、槐花、小蓟等。三七、丹参既活血又止血，止血不留瘀，祛瘀不伤正，对出血又有血瘀的患者有较好的疗效。槐花、小蓟是凉血止血的常用药，对各种出血症均有疗效。

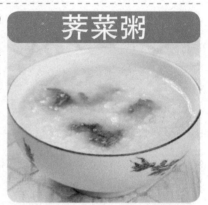

荠菜粥

材　料 槐花15克，鲜荠菜100克，粳米100克，盐适量

制　作 ①将鲜荠菜洗净，切成碎末。②将粳米淘洗干净，放入锅内，加水适量。③把切好的荠菜放入锅内，置武火上煮沸，用文火熬煮至熟即可。

医师话语 补虚健脾，凉血止血，用于脾胃出血、便血、尿血、视网膜出血等症的辅助治疗。

贴心叮咛 荠菜可宽肠通便，故便溏者慎食。体质虚寒者也不能食用荠菜。

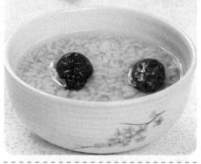

三七粉粥

材　料 三七粉3克，红枣5枚，粳米100克，红糖适量

制　作 ①粳米洗净；红枣去核，洗净备用。②将三七粉、红枣、粳米一同放入锅中，加水适量煮粥。③待粥将成时，加入红糖搅拌溶化即可。

医师话语 补血止血，清热化瘀，适用于瘀血热引起的崩漏下血及其他出血症的辅助治疗。

贴心叮咛 三七片经母乳排泄，可能引起大疱性表皮松解型药疹，故孕妇忌用。另外，三七粉还可引起过敏。

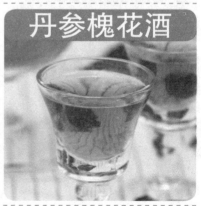

丹参槐花酒

材　料 丹参、槐花各300克，米酒适量

制　作 ①将丹参、槐花切碎，倒入适量的米酒浸泡15天。②滤出药渣，压榨出汁，将药汁与药酒合并。③再加入适量米酒，过滤后装入瓶中即可。每次10毫升，每日3次，饭前将酒温热服用。

医师话语 槐花味道清香甘甜，富含维生素和多种矿物质，同时还具有清热解毒、凉血润肺、降血压、预防中风的功效。

贴心叮咛 由于槐花比较甜，糖尿病人最好不要多吃，过敏性体质的人也应谨慎食用槐花。

白血病

白血病是一类造血干细胞异常的克隆性恶性疾病。临床表现为：发热；早期可有皮肤黏膜出血，继而是内脏出血或血管内凝血障碍；贫血呈进行性加重；白血病细胞浸润，出现淋巴结、肝、脾肿大，胸骨压痛等症状。常用于治疗白血病的中药材及食材有：鹿茸、藕节、田七、乌鸡、大枣、猪肝、糯米等。鹿茸可补骨生髓；藕节、田七可止血；乌鸡、大枣、猪肝、糯米均有补益气血的作用，对白血病性贫血有一定的食疗作用。

鹿茸炖乌鸡

| 材　料 | 鹿茸8克，红枣5克，乌鸡1只，盐5克，冰糖3克

| 制　作 | ①乌鸡洗净，斩块，放入锅内。②鹿茸、红枣洗净后放入锅中。③加水大火烧沸，再用文火炖4小时，加入盐、冰糖调味即可。

[医师话语] 补血益气，补骨生髓，对于白血病患病日久，体虚较重者有辅助治疗效果。

[贴心叮咛] 服用鹿茸不宜骤用大量，以免阳升风动、头晕目眩或助火动血、而致鼻衄。凡阴虚阳亢，血分有热，胃火盛或肺有痰热，以及外感热病者，均应忌服。

莲枣猪肝粥

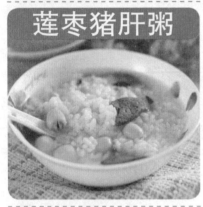

| 材　料 | 粳米50克，红枣10个，猪肝30克，莲子20克

| 制　作 | ①先将莲子用水泡半小时；猪肝洗净切成丁炒熟；粳米和红枣洗净。②全部原料加适量水，熬成粥即可。分早、晚2次服用。

[医师话语] 益气补血，养心安神，对白血病、贫血、失眠等患者均有食疗作用。

[贴心叮咛] 猪肝中胆固醇含量较高，患有高血压、冠心病的人慎食。

大枣糯米粥

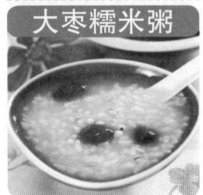

| 材　料 | 糯米100克，薏米50克，大枣10颗，糖10克

| 制　作 | ①将糯米捣至半碎。②薏米、大枣浸泡2小时。③再将所有材料一同入锅，加适量水一起煮成粥，至熟烂时，调入糖即可。

[医师话语] 大枣可治气血津液不足、胃虚食少、疲弱便溏、营卫不和、心悸怔忡等症。糯米也有补血补虚、健脾暖胃、止汗等作用。合用可防止贫血、补血益气、补脾和胃，是健脾益胃的滋补之品。

[贴心叮咛] 糯米难以消化，故不宜大量食用。